杨飞◎主编

图谱

通督正脊推拿

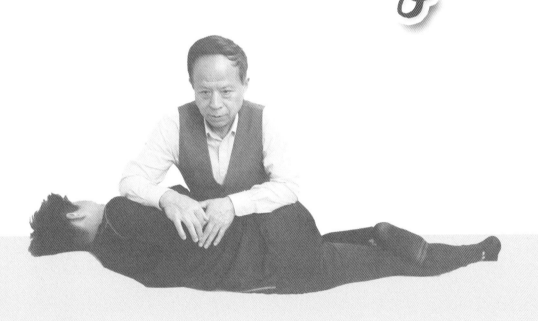

山西出版传媒集团
山西科学技术出版社
·太原·

U0267387

编委会

主　编：杨　飞

审　订：李建仲

参编人员：（排名以姓氏字母为序）

段力平　韩康洁　康正沄　卢　鹏　李建仲　刘叔勤　刘新莲

刘昌盛　李晋文　李新华　靳晓娟　罗　标　马红青　彭子君

桑婵娟　王　丽　王旭红　王璐琼　王　昆　薛春丽　杨　飞

湛志刚　赵丽霞　张　勇　张　斌　赵思楠　张春燕　赵慧妍

序

　　我与李建仲教授在山西省中医院共同工作数十载，在工作及生活中建立了深厚的友谊。李建仲教授是我院推拿学专业的资深学者，还是山西省名医，第五、六、七批全国名老中医药专家学术经验继承工作指导老师。从医数十年来，其在推拿领域积累了丰富的临床经验，对我院中医整体学科发展及全省中医事业的传承均作出了突出的贡献。

　　通督正脊推拿疗法是我院以李建仲教授为代表的推拿团队历经数十年，在总结北京中医医院推拿大家卢英华、山西推拿名医王中衡推拿手法及理论的基础上，吸收国内外各家推拿所长，结合李建仲教授自身数十年的临床推拿实践，并尊崇古代圣贤的养生、祛邪法则"督脉通，百病皆消"而创立的一种推拿疗法。该疗法将疏通患者督脉经络和整复脊柱小关节错位相结合，以通畅全身气血循环、平衡阴阳为基本法则，在长期的临床实践中取得了非常满意的效果。截至目前，通督正脊推拿流派已经发展成为山西省内传承脉络清晰、专业特色鲜明、临床疗效确切、社会影响力高的推拿专业流派。

　　杨飞副主任医师作为李建仲教授的第七批全国名老中医药专家学术经验传承人，于山西省中医院推拿科工作十余年，潜心钻研通督正脊推拿理论，并在临床中深得李建仲教授的真传。《通督正脊推拿图谱》正是在师徒二人的通力协作之下，历经多年拍摄、修改、完善而成的。该书融汇了通督正脊推拿疗法全部的临床实用手法，并且以最直观、最简洁的方式呈现，让读者能够方便、快捷地领悟到其精髓。

《通督正脊推拿图谱》是通督正脊推拿流派继《通督按摩法》《通督按摩新论》《通督正脊术》等著作后的又一部通督正脊推拿专业图书。该图书与过往图书的区别在于，其着重从临床实践出发，配以简单的文字说明，加以详细的手法操作图片，全面介绍了通督正脊推拿疗法的各类手法操作，包括基础的单一手法、复合手法，以及各类关节整复手法、脏腑调理手法等，最后辅以通督导引操、通督正脊汤等，是通督正脊推拿疗法第一次以临床操作图片的形式展现，也是对通督正脊疗法理论及临床实践的全面总结。该书理论体系完善，中医特色鲜明，基础研究扎实，临床疗效显著，是中医类别图书中以推拿为主要学习内容的典范，可供临床中医类专业、中西医结合专业、针灸推拿专业、康复护理等专业医学生参考学习，也可供各类非医学专业人士、保健类推拿按摩从业者学习参考。

全国名中医、山西省中医院院长

刘光珍

目录

第一章
概 论

一、定义

通督正脊术是在中医理论指导下，以脏腑、经络与脊柱具体部位的相关性为基础，结合经络辨证和脏腑辨证，以脊柱整复和腹部调理为主要手段，并辅以矫形、导引的一种中医特色推拿疗法。

二、理论依据

从经络循行上看，督脉行于背部正中，循脊而行。《素问·骨空论》曰："督脉者，起于少腹以下骨中央，女子入系廷孔，其孔，溺孔之端也。其络循阴器合篡间，绕篡后，别绕臀，至少阴与巨阳中络者，合少阴上股内后廉，贯脊属肾，与太阳起于目内眦，上额交巅上，入络脑，还出别下项，循肩膊内，挟脊抵腰中，入循膂，络肾。"《灵枢经·经脉》曰："督脉之别，名曰长强，挟膂上项，散头上，下当肩胛左右，别走太阳，入贯膂。"从上面这两段话可以看出督脉的循行路线贯穿整个脊柱，脊柱属督脉"贯脊属肾"之所，为督脉循行主干，这一主干一方面贯通于脊柱内，另一方面从属于人身先天之精气所生、所舍的肾脏，这两方面决定了督脉和脊柱的紧密相关性。

从功能上讲，督脉总督诸阳，为阳脉之海，即一身阳气的统帅，决定了人类生命的全过程。督脉作为一身阳脉的总汇，既可以督率周身之阳气，又可以统摄真阳。明代医家张介宾论述道："人之所以通体能温，由于阳气；人之所以有活力，由于阳气；五官五脏之所以变化无穷，亦无不由于阳气。"这表明阳气在人的生、老、病、死过程中起着关键作用。

人身病邪的产生与督脉气血的强弱变化相关，欲从形态上推断或判别督脉气血调畅与否，可以通过检查椎体的棘突、横突等位置是否正常来判别，即查其是否有向左、向右的偏斜，或向前、向后的凹凸现象。若出现这些改变，就说明此处的脊椎关节发生了错位，从形态上显示出督脉气血在此受到阻碍；在这些偏离正常位置的棘突、横突附近，大多存在压痛、叩击痛、结节等现象，中医有"不通则痛"的认识，它又从机能方面证明督脉的气血运行若受到阻碍，则病邪会随之而生。阳气不固，病邪会随之而生或乘虚入内。若棘突的位置正常，在棘突的邻近部位亦多无压痛、叩击痛等异常反应，这也相应地证明此处的督脉气血运行是正常的。

《素问·骨空论》已经提出"从督脉治病"的大法："督脉生病，治督脉，治在骨上，甚者脐下营。""治在骨上"就是要通过各种手段，使某些向左、向右偏斜，或是向前、向后凹凸的椎体恢复至正常位置，以便达到通督以通阳的效果。"脐下"即腹部，乃任脉循主干循行所过之处，任脉为阴脉之海，与督脉同起于胞中。"甚者脐下营"就是要通过调理腹部，以便达到调任以调阴的效果，如此阴阳交通，阴平阳秘，治疗疾病自然有事半功倍的效果。

通督正脊术以中医的经络学说和阴阳学说为指导，以脏腑、经络与脊椎具体部位的相关性为基础，通过经络辨证和脏腑辨证指导临床，通过脊椎整复（通督以通阳）和调理腹部（调任以调阴），并配合矫形、导引，使任、督二脉的气血条达、经络通畅、阴阳调和，进而达到消除病痛的目的。

第一章
推拿手法

第一节　基础手法

一、推法

推法是用指、掌或身体其他部位着力做前后、上下、左右的直线或弧线推进的一类手法。适用于腰背部、上肢、下肢部位。本法具有活血通络、消瘀散结、缓解痉挛的作用。

> **注意事项**
>
> 推法用力要适当，推进要缓慢，不可推伤皮肤。

【具体操作】

指推　术者腕关节略屈曲，拇指指腹或指端着力于施术部位或穴位上，保持一定压力于深部肌肉组织，腕部及拇指主动施力，做前后、左右、上下的直线或弧线推进，且随着手指的推进腕关节逐渐伸直。术者亦可将食指、中指和无名指并拢，以指端着力于施术部位，前臂主动施力，通过掌部使食指、中指和无名指向指端方向做单向直线推进。见图2-1-1、图2-1-2、图2-1-3。

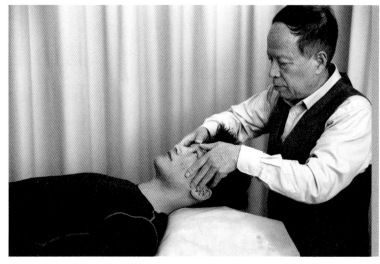

图 2-1-1　指推一

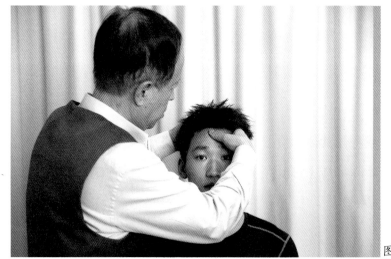

图 2-1-2　指推二

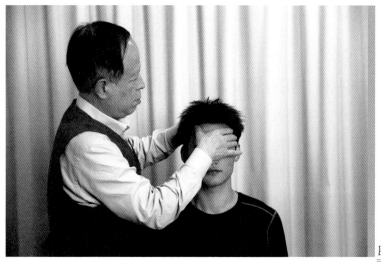

图 2-1-3　指推三

掌推　掌着力于治疗部位，腕关节略背伸，使掌部做单方向直线推动。掌平推法术者取站势或弓步。沉肩，肘关节微屈，腕部略背伸，以全掌着力，按放于治疗部位，以肩关节发力，通过肘关节屈伸带动前臂、腕，使全掌在治疗部位做单向直线擦拭。见图2-1-4、图2-1-5。

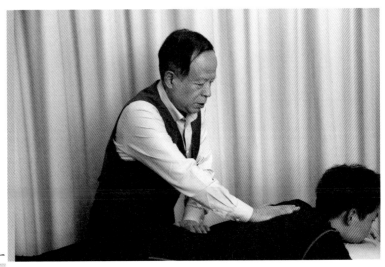

图 2-1-4　掌推一

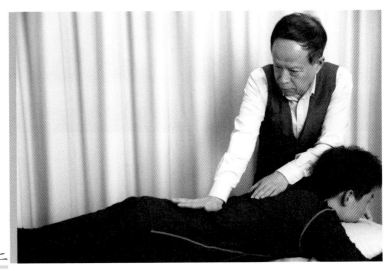

图 2-1-5　掌推二

肘推　屈肘，以肘部着力于治疗部位，以肩关节为支点，上臂施力，做缓慢的单向直线推动。见图2-1-6、图2-1-7。

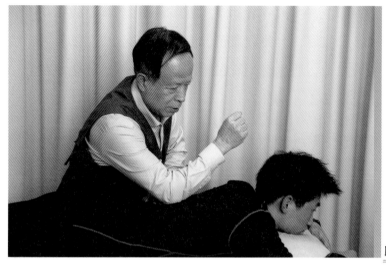

图 2-1-6　肘推一

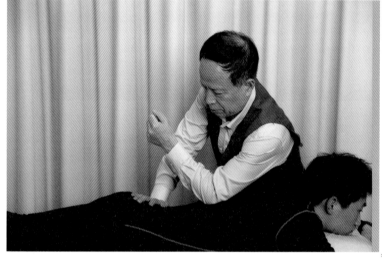

图 2-1-7　肘推二

二、拿法

　　用拇指与食、中二指，或拇指与其余四指，或全掌缓缓地对称用力，将治疗部位夹持、提起，并同时捻搓揉捏的手法，称为拿法。本法具有疏经通络、祛风散寒、行气活血、解痉止痛、软坚化结、开窍醒神的作用。

注意事项

　　各动作环节要协调，拿时不要仅夹持表皮，更不能用指甲着力抠掐治疗部位，以免引起疼痛等不适感，拿后常继以揉摩，以缓和刺激。各式拿法可顺局部筋索、经筋走行方向边拿边移动，也可在局部反复拿揉刺激。

【具体操作】

受术者多取站势，亦可用坐势。沉肩，垂肘，肩关节外展30°～45°，前伸30°左右，屈肘90°～110°，腕关节略屈，拇指与其余二指或四指各指间关节伸直，掌指关节屈曲110°～120°。用指面夹持住治疗部位的筋腱或肌束，然后夹持、提起，并同时捻揉刺激数次后再放下，如此反复操作。握拿时以全掌

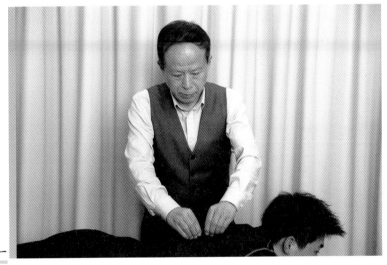

图2-1-8 拿法一

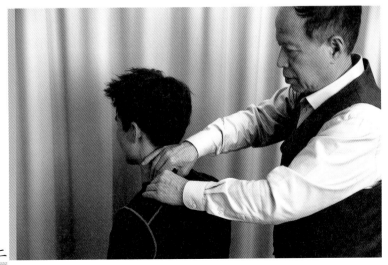

图2-1-9 拿法二

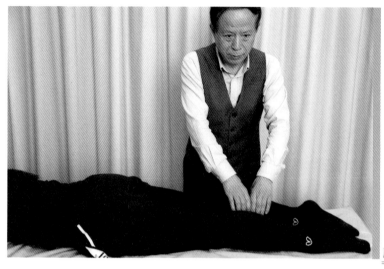

图 2-1-10　拿法三

着力，抓握住受术部位的筋肉条索，掌面紧贴受术部位并握持住，相对捻揉一下，然后放松，使筋腱或肌束从手中滑出，如此反复操作。见图 2-1-8、图 2-1-9、图 2-1-10。

三、按法

以指、掌或肘尖着力，先轻渐重，由浅而深地反复按压治疗部位的手法称按法，又称抑法。本法具有开通闭塞、解痉止痛、舒筋活血、壮筋养肌、温阳解表、理筋整骨及矫正脊柱畸形的作用。

注意事项

施用时需根据受术部位及受术者个人体质的强弱与耐痛的程度而辨证选择各种按法。按压的方向应与治疗面垂直。不可突施暴力猛然按压。双手按压时可借助自身重力来施加压力，即利用外力替代原则，手或臂无须主动用力，故作用力强而省力。

【具体操作】

指按　以拇指或中指的指端或指面着力，见图 2-1-11；双拇指叠按时，一拇指指面在下按放在治疗（穴）点上着力。亦可将另一手拇指重叠按放在其指背上助力。

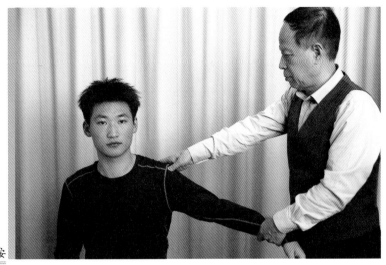

图 2-1-11 指按

掌根按 术手腕关节背伸，以突起之掌根部着力；单掌按时，掌心对准主治穴（点），以全掌着力；双掌叠按时，一手掌在下按放在治疗部位着力，另一手掌在上按放在其背侧助力，双掌呈相叠之势。见图 2-1-12。

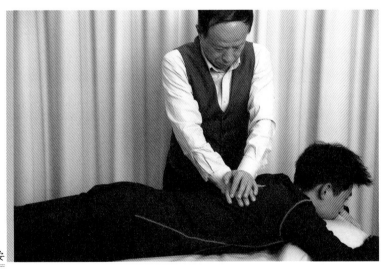

图 2-1-12 掌根按

肘按 术手屈肘至功能位，用肘尖在治疗部位上着力。见图 2-1-13。

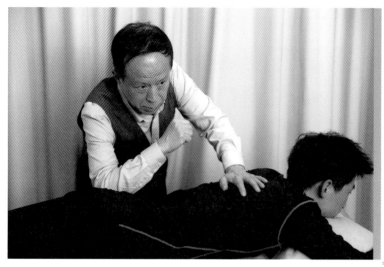

图 2-1-13　肘按

四、摩法

术者用食、中、无名指的指面或大鱼际肌腹或手掌面着力于一定治疗部位，通过肩关节在前外方向的小幅度环转，使着力面在治疗部位做有节奏的环形平移摩擦的手法，称摩法。本法具有疏肝理气、温中和胃、健脾助运、消积导滞及调节肠胃蠕动、镇静安神等作用。

注意事项

　　肩关节放松，肘关节自然屈曲，以上肢自身重力作为预应力按放在治疗部位。各式摩法在做圆周摩转时，要求四周均匀着力，不能一边重一边轻。且仅与皮肤表面发生摩擦，不宜带动皮下组织。

【具体操作】

术者取坐位，沉肩，垂肘，前臂旋前，掌面朝下。操作时，肩关节在上臂前屈、外展各 30°～45°，连续完成前屈→外展→后伸→内收→再前伸的小幅环转，同时肘关节亦随之做由伸到屈再伸的协同动作，带动前臂与着力面在治疗部位上沿圆形轨迹做顺时针方向的旋摩运转（顺摩）。做逆时针方向摩动

（逆摩）时，肩臂的环转方向相反。

掌摩　腕略屈，以全掌按放在治疗部位。见图2-1-14。

指摩　腕关节伸直，手掌抬起，示指、中指、无名指、小指并拢，指掌自然伸直指面附着治疗部位，掌面着力见图2-1-15。

鱼际摩　四指自然伸开，腕略屈，拇指与第1掌骨内收，以隆起之大鱼际肌肌腹着力。见图2-1-16。

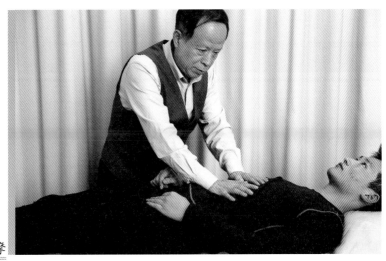

图2-1-14　掌摩

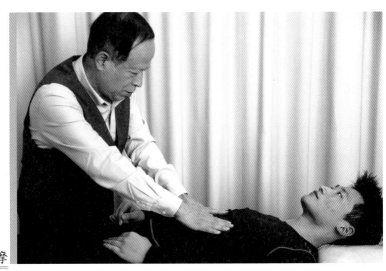

图2-1-15　指摩

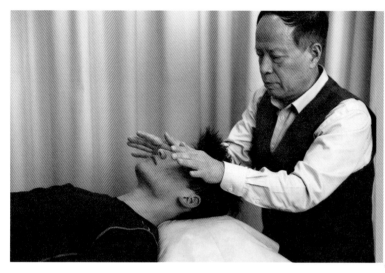

图 2-1-16　鱼际摩

五、点法

以指峰或食、中指近侧指间关节突起部或肘尖部着力，用重力按压人体深层组织的手法，称点法，又称按点法。本法具有开通闭塞、通经止痛、调整脏腑功能等作用。

注意事项

点压的方向宜与受术部位垂直。不可暴力下压，不可突然收力，以得气为度。

【具体操作】　受术者根据需要取卧位或坐位。术者取坐位或站位。

拇指点　腕关节伸直或屈 60°～90°，拇指伸直，四指握拳，拇指内侧紧贴于食指桡侧并用力捏紧，以拇指端着力于治疗穴位。见图 2-1-17。

中指点　腕关节同拇指点，中指伸直，拇、食、无名三指分别用力紧抵在其远侧指间关节四周，以中指指端着力在治疗穴点。见图 2-1-18。

拇指指节点　术手握成基本拳势，前臂旋前，拳尖向上，以拇指指间关节背侧突起处着力。见图 2-1-19。

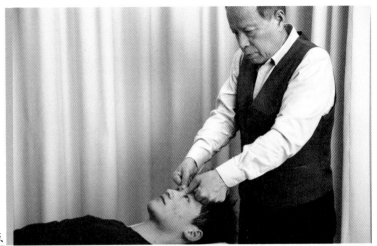

图 2-1-17　拇指点

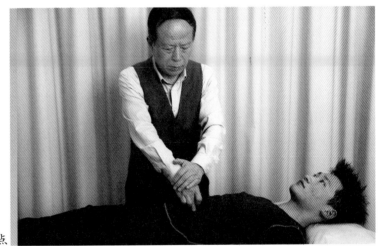

图 2-1-18　中指点

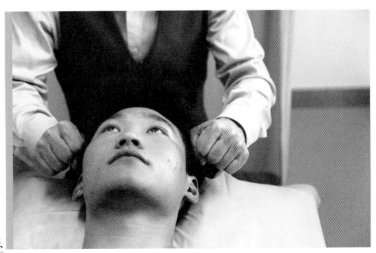

图 2-1-19　拇指指节点

食指或中指指节点 术手握拳，食、中指掌指关节略伸，并用其两旁手指将其指端夹紧，以其近侧指间关节背侧突起部着力。见图2-1-20、2-1-21。

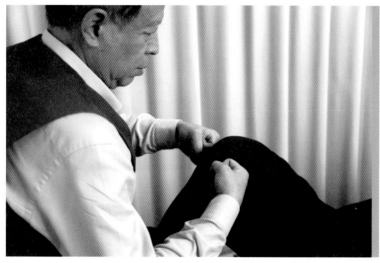

图2-1-20 中指
指节点一

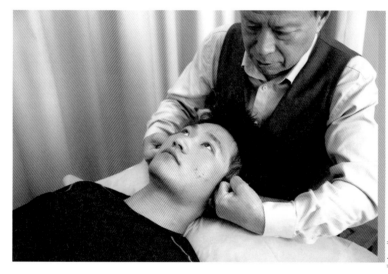

图2-1-21 中指
指节点二

肘点 手肘关节屈曲至功能位，以其肘尖部着力。见图2-1-22。

勾点法 将中指或四指屈曲成钩形，用其端面着力，自后向前或从下向上用力按点治疗（穴）点。见图2-1-23。

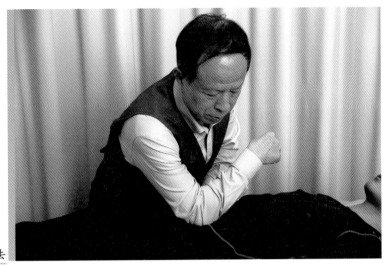

图 2-1-22　肘点法

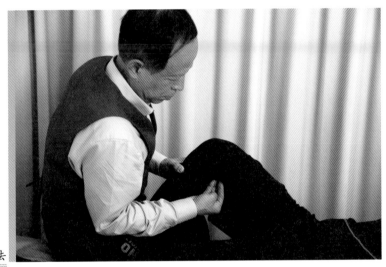

图 2-1-23　勾点法

六、揉法

以指、掌、掌根、大鱼际、四指近侧指间关节背侧突起、前臂尺侧肌群肌腹或肘尖为着力点，在治疗部位带动受术皮肤一起做轻柔缓和的回旋动作，使皮下组织层之间产生内摩擦的手法，即为揉法。揉法具有宽胸理气、健脾和胃、活血散瘀、消肿止痛、祛风散寒、温经通络、安神镇静等作用。

> 整个动作贵在柔和，不能在皮肤表面摩擦或滑动。

【具体操作】

术者可取坐位或站位，沉肩、垂肘，在肩、肘、前臂与腕关节的协同下做小幅度的环旋转动，并带动施术处的皮肤一起回环，使之与内层的组织之间产生轻柔缓和的内摩擦。

臑揉法　以前臂尺侧肌肉丰厚处着力，手握空拳或自然伸直，通过肩关节小幅环转发力，并借助上身前倾时的自身重力作用，在治疗部位做回旋运动，并带动该处皮肤及皮下组织一起运动。见图 2-1-24。

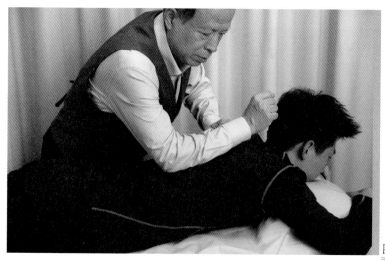

图 2-1-24　臑揉法

大鱼际揉法　拇指与第 1 掌骨内收，四指自然伸直，用大鱼际附着于治疗部位，稍用力下压，以肘关节为支点，前臂做主动摆动，带动腕部，使大鱼际在治疗部位上做轻柔缓和的回旋运动或内外摆动。见图 2-1-25、图 2-1-26、图 2-1-27。

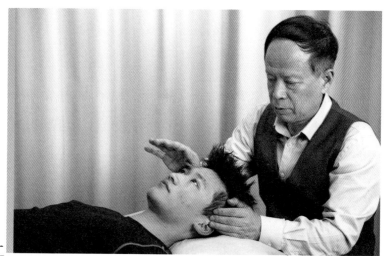

图 2-1-25　大鱼际揉法一

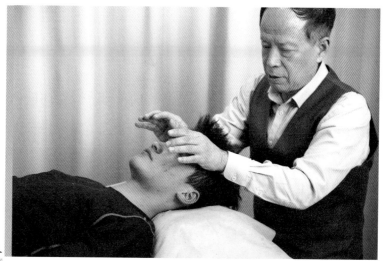

图 2-1-26　大鱼际揉法二

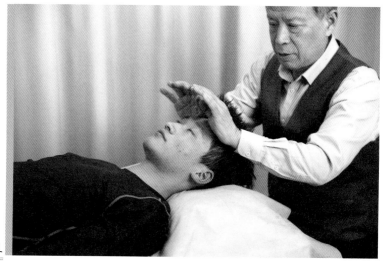

图 2-1-27　大鱼际揉法三

七、搓法

用双手掌相对用力，对被夹持的肢体做快速地来回搓揉，并同时做上下往返移动的手法，称为搓法。本法具有调和气血、理顺组织、舒筋通络与放松肌肉的作用。

注意事项

两手掌面对称用力，以能搓动肢体为度，搓动时双手来回搓动的频率要快，但上下移动的速度则宜稍慢。整个动作要求做到"快搓慢移"。

【具体操作】

术者取马步，双腿下蹲，上身略向前倾，双手向前伸出。令受术者肢体放松。搓肩与上肢时，双手相对用力，在肩关节前后做一上一下、一前一后、一左一右的回旋揉动，然后以双手掌面着力向下夹持住上臂腋根部做方向相反的来回搓揉，边搓边向下移动，直至腕部。见图2-1-28。

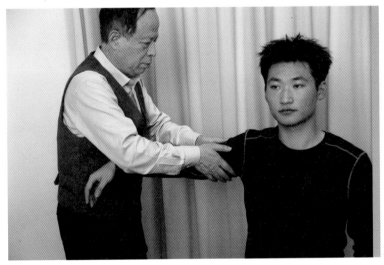

图2-1-28　搓法

八、拨法

术者用手指端面沿与筋腱等条索状组织长轴相垂直的方向做来回揉拨，状如弹拨琴弦的手法，称为拨法，又称拨络法、指拨法等。本法具有剥离粘连、调理筋膜、消散结聚、解痉镇痛的作用。

注意事项

不能用爪甲着力操作，以免损伤皮肤。用力要轻重得当，骨折愈合期的患者、急性软组织损伤者禁用。

【具体操作】

受术者视需要取坐位或卧位，令受术部位放松。术者取站位或坐位，操作时，术手稍用力按压住受术部位皮肤，并带动皮肤，沿与受术条索状组织长轴垂直的方向来回揉动，使其在施术部位上下来回滚动（呈拨动琴弦的样子）。见图 2-1-29、图 2-1-30、图 2-1-31。

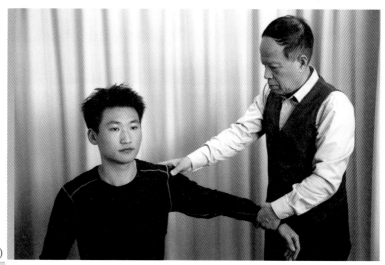

图 2-1-29　拨法（坐位）

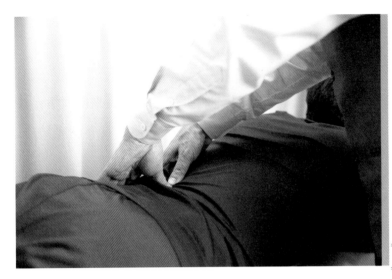

图 2-1-30　拔法
（卧位一）

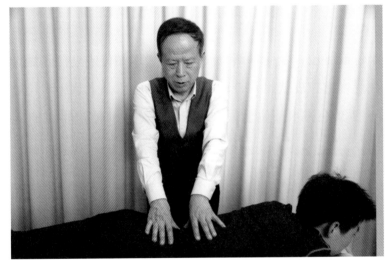

图 2-1-31　拔法
（卧位二）

📙 九、滚法

　　滚法以小鱼际及手背尺侧为着力面，沉肩、垂肘、立臂、竖掌，肘关节做周期性的伸屈与前臂内外旋转的联合运动，并带动腕关节屈伸与手掌内外摆动，使弓成半圆形的手背在施术部位上做来回滚动。本法具有舒筋通络、祛风散寒、温经祛湿、活血化瘀、解痉止疼、松解粘连、滑利关节等作用。

注意事项

手背着力面须始终紧贴治疗部位的皮肤，在摆动周期之间，术手不要离开治疗部位。施术上肢肘关节要高于腕关节，并在腕之内侧，手的掌指与指间关节一直保持自然屈曲的姿势，无任何主动捏拢与伸展的动作。腕关节的屈伸交替过渡自然，不要引起跳动。

【具体操作】

本法在操作时，一般取站位，术者沉肩、垂肘、立臂、竖掌。立臂：腕关节伸直，前臂处于中立位。竖掌：手掌冠状面竖起，以小鱼际肌肌腹按贴在治疗部位，手掌冠状面与治疗部位垂直。见图 2-1-32、图 2-1-33。

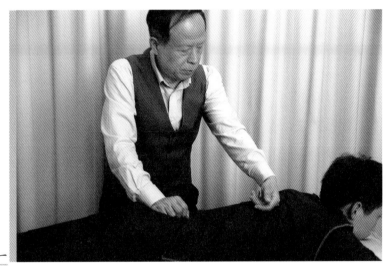

图 2-1-32 滚法一

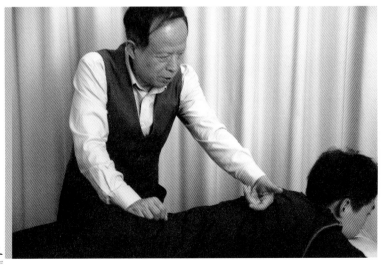

图 2-1-33 滚法二

十、摇法

摇法是以关节为轴，在牵引力作用下被动环转摇动关节的一种手法。摇法可有单手摇和双手摇。适用于全身各关节。本法具有舒筋活血、滑利关节、松解粘连、增加关节活动度的作用。

注意事项

操作时，根据不同关节选择恰当的体位。摇的动作要稳妥，幅度由小到大，速度不宜过快，摇动幅度不要超越关节的生理活动范围，对于关节功能障碍者，摇的幅度要适当，速度宜缓慢，一定要在牵引力下操作。

【具体操作】

颈椎摇法 受术者正坐，术者站在其身后，用双手捧握住其头的两侧，沿颈椎额状轴方向，从其起始位至病理位或到功能位之间，用力使头颈做往返前俯、后仰运动，在矢状面内反复摇动颈椎。见图 2-1-34、图 2-1-35、图 2-1-36、图 2-1-37。

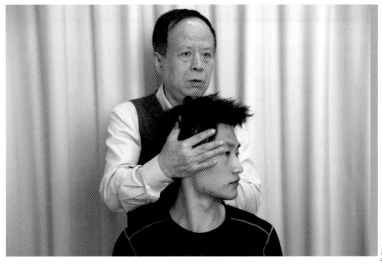

图 2-1-34 颈椎摇法一

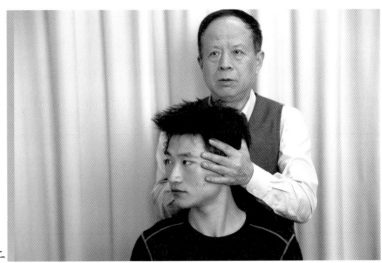

图 2-1-35　颈椎摇法二

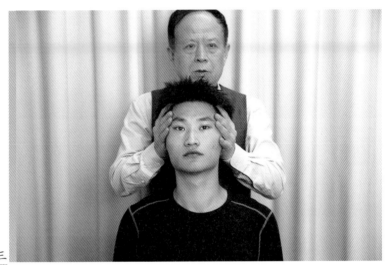

图 2-1-36　颈椎摇法三

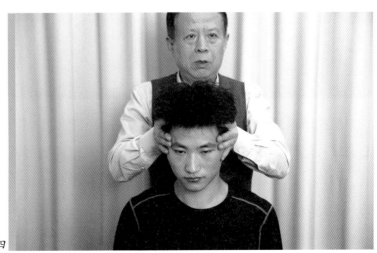

图 2-1-37　颈椎摇法四

腰椎摇法 受术者坐在无靠背的凳子上或治疗床上，术者站在其一侧，用一手掌按扶住其第3、4腰椎棘突处，另一手扶握住其一侧肩后部。操作时，扶肩手缓缓向前推按，引导其上身前俯，到位后再向后牵拉，使其自前俯位慢慢向后仰身，同时扶腰手向前用力顶按住腰椎，如此反复俯仰摇动腰椎。见图2-1-38、图2-1-39。

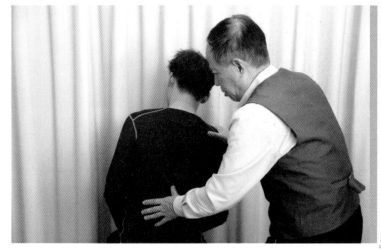

图 2-1-38　腰椎摇法一

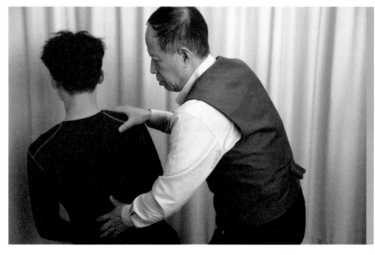

图 2-1-39　腰椎摇法二

肩关节摇法 受术者正坐，术者站在其一侧，固定手按压住其肩关节近侧肩峰处，动作手手掌托握住其肘部，将受术者前臂放在自己的前臂上。操作时，先将其上臂牵引至外展30°位，再沿额状轴由前向后，再从后向前往返伸屈摇动肩关节。见图2-1-40。

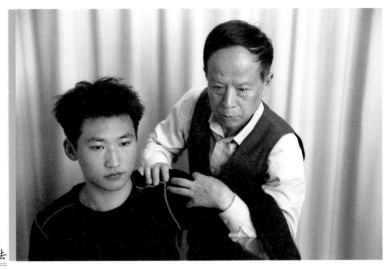

图 2-1-40　肩关节摇法

肘关节摇法　受术者正坐，肩关节向前伸出，肘关节屈曲，术者坐或站在其侧前方，一手为固定手托握住其肘后方，一手为动作手握住其前臂下端。操作时，动作手沿肘关节的额状轴方向，在其运动功能允许的范围内反复屈伸肱尺关节，在矢状面内摇动肘关节。见图 2-1-41、图 2-1-42。

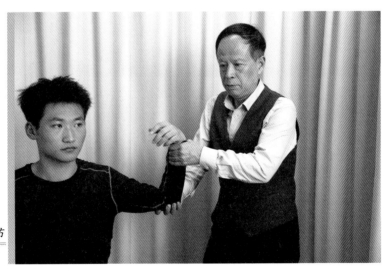

图 2-1-41　肘关节
摇法一

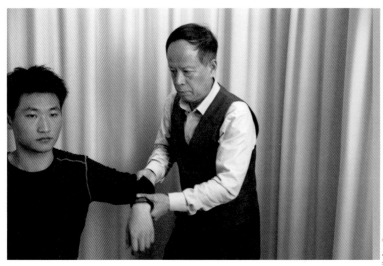

图 2-1-42　肘关节
摇法二

腕关节摇法　受术者正坐，腕关节伸直，术者坐在其前方用固定手握在其前臂下端近腕关节处，动作手握住其四指。操作时，动作手沿额状轴方向反复做腕关节的掌屈、背伸运动，在矢状面内摇动腕关节。见图 2-1-43。

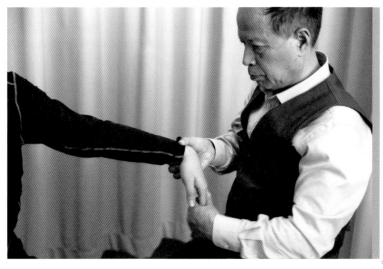

图 2-1-43　腕关节摇法

髋关节摇法　受术者取仰卧位，患肢伸直，术者站在其患侧膝关节外侧，一手托住其膝关节后腘窝处，另一手握住其小腿下端。操作时，沿髋关节额状轴，双手同时用力，使髋关节由伸到屈，再由屈到伸反复屈伸，在矢状面内摇动髋关节。见图 2-1-44。

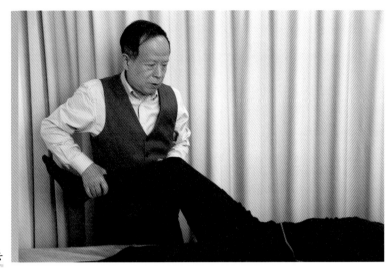

图 2-1-44 髋关节摇法

膝关节摇法 受术者取仰卧位，患肢伸直，术者站在其患侧，一手握住其膝关节外后方处；另一手握住其小腿下端。操作时，术者双手同时用力，沿膝关节的额状轴做由伸而屈，再由屈而伸的膝关节屈伸运动，如此反复屈伸，同时摇动膝关节。本法亦可在受术者取俯卧位下进行反复屈伸膝关节的摇膝动作。见图 2-1-45、图 2-1-46、图 2-1-47、图 2-1-48、图 2-1-49。

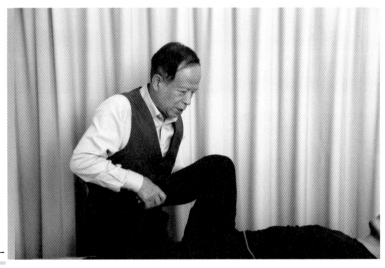

图 2-1-45 髋关节摇法一

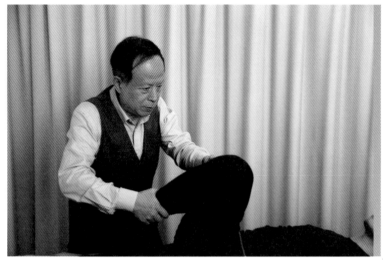

图 2-1-46　髋关节摇法二

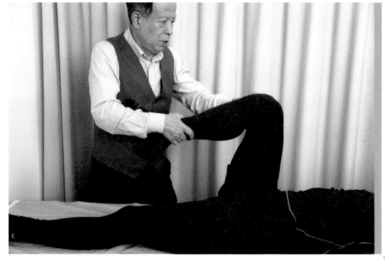

图 2-1-47　膝关节摇法三

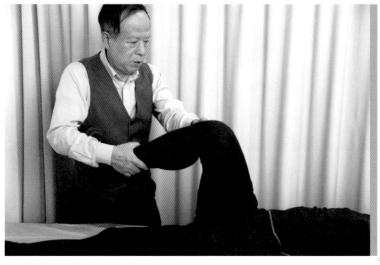

图 2-1-48　膝关节摇法四

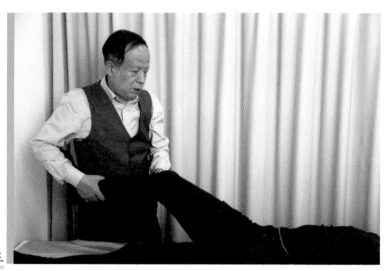

图 2-1-49　膝关节摇法五

踝关节摇法　受术者取仰卧位，术者坐在其足侧，一手握住其小腿下端固定，另一手握住其内侧拇趾跖趾关节处。操作时，动作手用力沿踝关节额状轴做由背伸至跖屈，再由跖屈到背伸的踝关节屈伸运动，如此反复，屈伸摇动踝关节。见图 2-1-50、图 2-1-51、图 2-1-52。

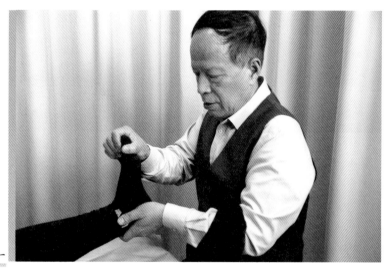

图 2-1-50　踝关节摇法一

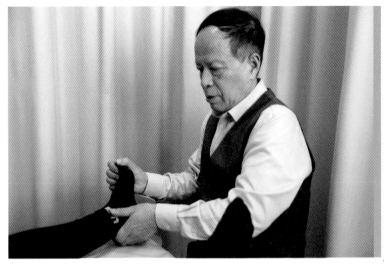

图 2-1-51 踝关节摇法二

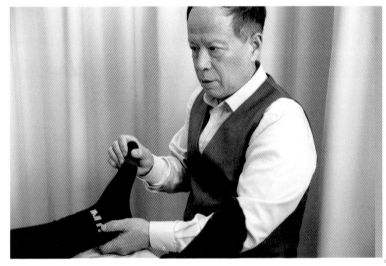

图 2-1-52 踝关节摇法三

十一、抖法

　　用双手握住受术者的上肢或下肢远端，用力做连续的小幅度的上下颤动的手法，称为抖法。本法有握手抖法、握腕抖法、抖下肢法与抖腰法四种。本法具有调和气血、放松肌肉与理顺组织的作用。

注意事项

　　在牵引下抖动，幅度要小，速度要快，抖腰力量要大。

【具体操作】

握腕抖法　受术者取坐位，术者站在其侧前方，双手拇指在上并拢，四指在下握住其腕关节，轻轻用力将患肢拉直，掌面向下，并牵引至前伸15°，同时外展45°左右的位置，再小幅快速地上下抖动上肢。见图2 1 53。

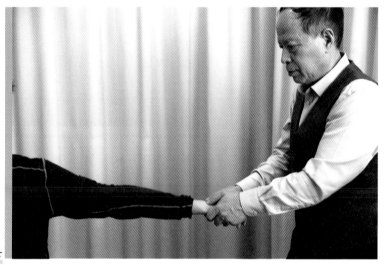

图2-1-53　握腕抖法

握手抖法　受术者取坐位，术者站在其侧后方，一手扶其肩，一手握其手，使其患肢掌面向外。轻轻将其牵拉至向前外侧位置，再用握手的手小幅快速地前后抖动上肢。见图2-1-54、图2-1-55。

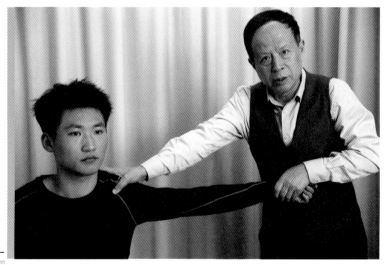

图2-1-54　握手抖法一

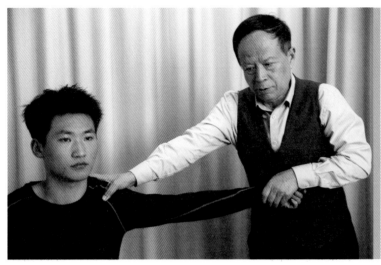

图 2-1-55　握手抖法二

抖下肢法　受术者取仰卧位，术者站在其足侧，用双手握住其患肢小腿下端。先将其牵引至自然伸直并抬离床面约 30°，再小幅快速地上下抖动。见图 2-1-56、图 2-1-57。

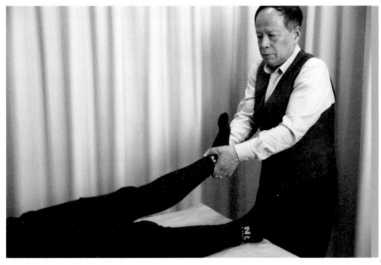

图 2-1-56　抖下肢法一

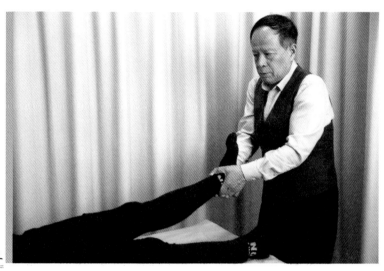

图 2-1-57　抖下肢法二

抖腰法　受术者取俯卧位，术者站在其足侧，用双手握其双下肢小腿下端。先用力将其双下肢拉直，再将其提起、放下数次，上提度数一次高于一次，最后将其腰腹快速提离床面，再用大力抖拉下肢。见图 2-1-58、图 2-1-59。

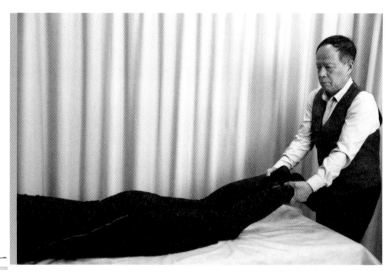

图 2-1-58　抖腰法一

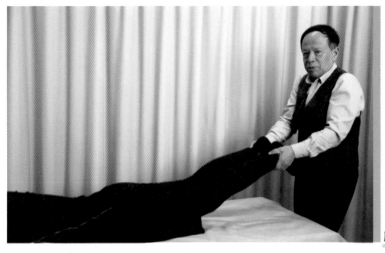

图 2-1-59　抖腰法二

十二、震法

以中指端或手掌为着力点，用前臂伸、屈肌群小幅度、快速地交替收缩所产生的轻柔振颤，持续地作用于治疗部位的手法，又称为振法或振颤法。其中，以其着力部位不同可分为中指震法与掌震法。

注意事项

操作时前臂肌肉放松，动作要轻快、柔和、持续，不可时断时续。

【具体操作】

术者中指端或掌心按压于一定施术部位或穴位上，以中指端或掌心快速而连续地刺激施术部位，使局部产生震动的感觉。见图 2-1-60、图 2-1-61。

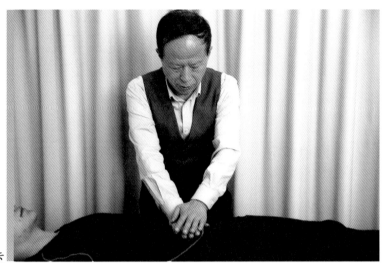

图 2-1-60　掌震法

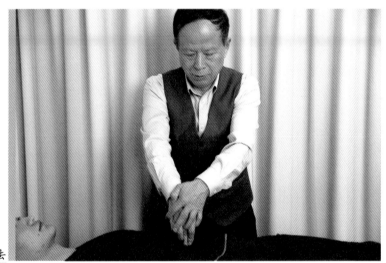

图 2-1-61　中指震法

第二节 复式手法

一、点揉法

由按点法与揉法动作结构复合操作的手法，称点揉法。常用到的有拇指点揉法、中指点揉法、指节点揉法、肘尖点揉法等。本法具有破瘀活血、祛风散寒、蠲痹胜湿、以痛止痛的作用。

注意事项

在受术者可忍受的范围内进行。点揉到深层时要随时观察其反应。按点力量可稍大，但揉动的范围要小，以使作用力重实婉转而集中。

【具体操作】

术手着力部位由浅而深垂直向下用力的同时做回旋揉动，直至受术者产生强烈得气感时，继续点揉 3 ~ 5 秒钟，然后再慢慢回到起始的位置，如此反复操作。常用到的有中指点揉法、拇指点揉法、指节点揉法、肘尖点揉法等。见图 2-2-1、图 2-2-2、图 2-2-3、图 2-2-4。

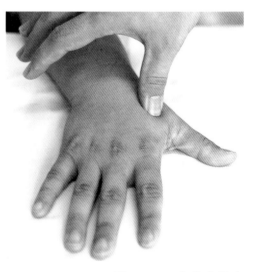

图 2-2-1 拇指点揉法

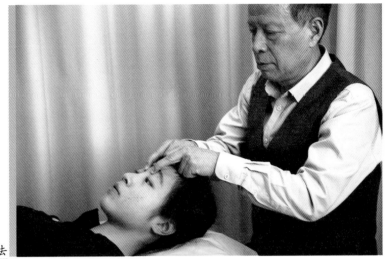

图 2-2-2　中指点揉法

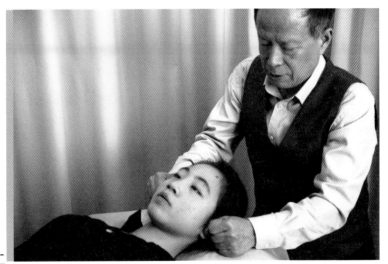

图 2-2-3　指节点揉法一

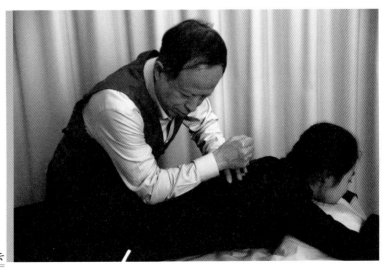

图 2-2-4　肘尖点揉法

二、按揉法

由各种按法与揉法动作结构相叠加的复合手法，称按揉法。常用的有指按揉法、叠指按揉法、掌按揉法、叠掌按揉法、掌根按揉法、大鱼际按揉法、肘按揉法等。

注意事项

回旋揉动的幅度宜小而匀速。

【具体操作】

术手着力部位在受术穴区，由轻渐重、由浅而深地向下按压的同时，做或左或右的小幅度回旋揉动，并带动受术皮肤一起环转，使之产生内摩擦，待得气后，稍作停留，再继续按揉 3～10 秒钟，再逐渐边按揉边由深层返回至浅层，如此反复操作。

指按揉法 拇指及其余四指着力于施术穴位，做小幅度回旋揉动，见图 2-2-5、图 2-2-6。

叠指按揉法 两拇指相叠加，向下按压于施术部位，其余四指自然分开，做小幅度按揉动作，见图 2-2-7、图 2-2-8。

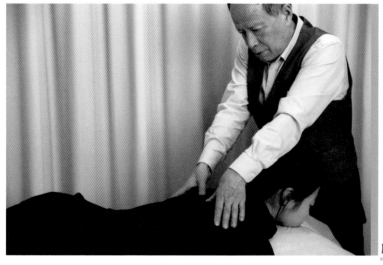

图 2-2-5 指按揉法一

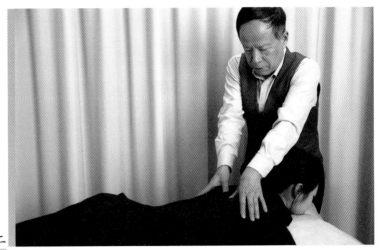

图 2-2-6　指按揉法二

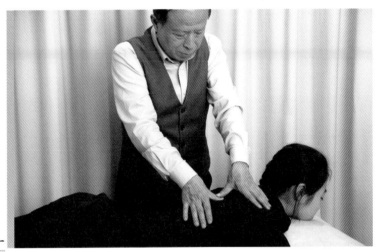

图 2-2-7　叠指按揉法一

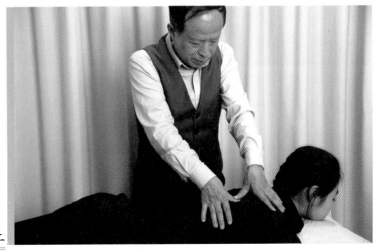

图 2-2-8　叠指按揉法二

掌按揉法、叠掌按揉法　单掌或双掌叠加着力于施术部位，带动皮下组织做小幅度的按揉动作，见图 2-2-9、图 2-2-10。

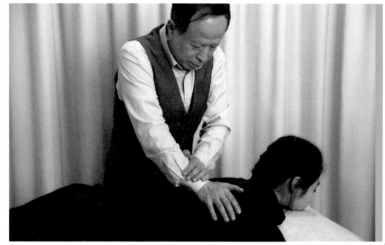

图 2-2-9　掌按揉法

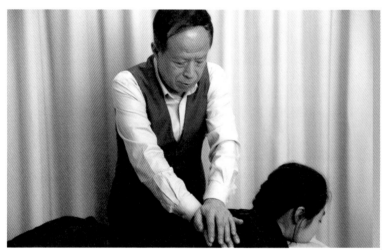

图 2-2-10　叠掌按揉法

　　掌根按揉法　双掌十指交叉叠加，双掌根着力于施术部位，做环形按揉动作，见图 2-2-11、图 2-2-12。

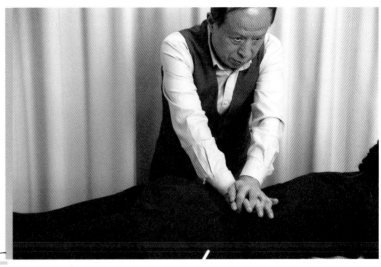

图 2-2-11　掌根按揉法一

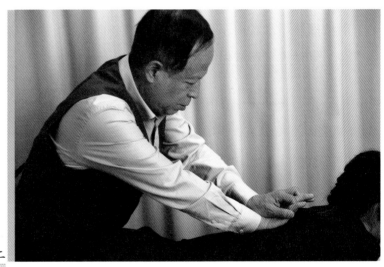

图 2-2-12　掌根按揉法二

大鱼际按揉法 双手掌自然张开，两侧大鱼际着力于施术部位，带动皮下组织做单向按揉动作，见图 2-2-13。

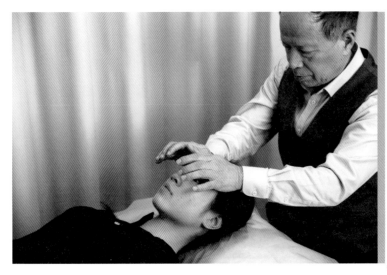

图 2-2-13 大鱼际按揉法

肘按揉法 术者前屈身体，施术上肢屈肘、沉肩，以肘关节部位着力于施术部位，带动皮下组织做大幅度旋转运动，见图 2-2-14。

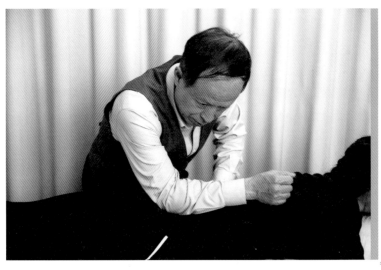

图 2-2-14 肘按揉法

三、推揉法

由一指禅推法与拇指揉法的动作结构相叠加而复合操作的手法，称推揉法。

注意事项

> 拇指着力点要吸定在治疗部位，反复摩揉回旋，并带动受术点皮肤，使之产生内摩擦。环旋幅度宜小而摆动幅度则要达到一指禅推法规定的摆动度数。

【具体操作】

术手做肩关节在前外方向小幅度的主动环转与肘关节主动屈伸摆动的联合运动，带动腕及着力拇指在受术穴位做节律性的旋转摆动，从而产生推与揉的复合效应。见图 2-2-15、图 2-2-16。

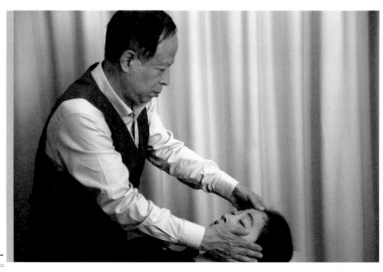

图 2-2-15　推揉法一

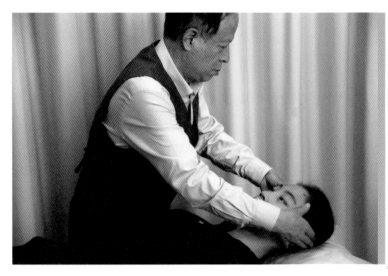

图 2-2-16 推揉法二

四、提捏搓捻法

拇指与四指相对将受术皮肤捏紧、提起，同时加以搓捻的复合手法，称提捏搓捻法。常用的有三指提捏搓捻法、四指提捏搓捻法、五指提捏搓捻法。

注意事项

本法持续搓捻受术皮肤时，既要保持向上的提力，但又不宜夹持太紧，以免损伤。

【具体操作】

术者选用三指、四指或五指将受术皮肤夹持捏住，再稍用力向上提起，同时来回反复匀力搓捻。本法可选穴定点反复提捏搓捻；也可沿某段经络循行或在一穴区内，一边操作一边缓慢移动。见图 2-2-17。

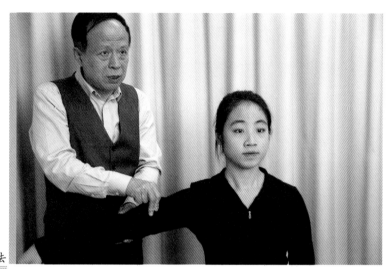

图 2-2-17　提捏搓捻法

五、提拿法

提、拿二法同时复合操作的手法，称提拿法，又可称为提拿搓揉法。常用的有三指提拿法、五指提拿法。

注意事项

用力由轻渐重，提拿的着力部是指面，不要用指尖或指甲。

【具体操作】　三指或五指指腹着力，先将治疗部位皮下的肌腱、肌束、韧带，或病理性痛性筋索、筋结等条索状组织夹持拿定，然后用力提起，并同时搓揉，如此一势终了再接一势反复操作。见图 2-2-18、图 2-2-19、图 2-2-20、图 2-2-21。

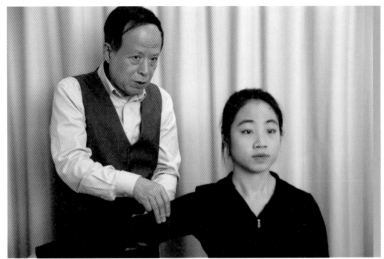

图 2-2-18　提拿法一

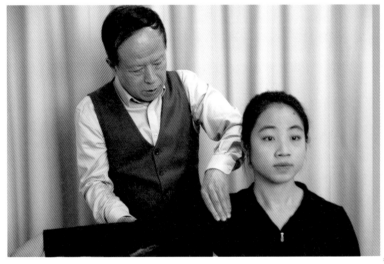

图 2-2-19　提拿法二

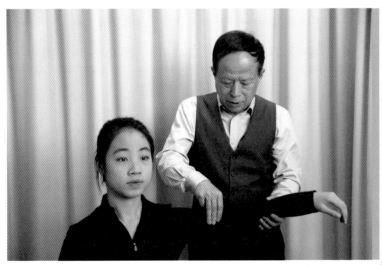

图 2-2-20　提拿法三

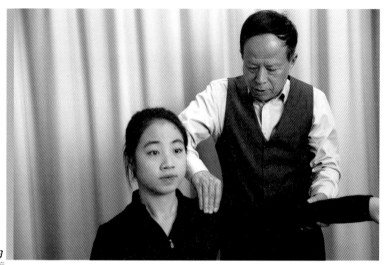

图 2-2-21　提拿法四

六、弹拨法

用指端、肘部深按于治疗部位，做如拨琴弦样的往返拨动，称为弹拨法。

注意事项

做与肌纤维、肌腱或韧带成垂直方向的往返拨动。

【具体操作】

拇指拨法　用拇指指端深按于施术部位，余四指置于相应的位置以助力，做与肌纤维、肌腱或韧带长轴呈垂直方向的往返拨动。若单手拇指指力不足时，可以双手拇指重叠进行弹拨。见图 2-2-22。

肘拨法　屈肘，用肘尖部深按于施术部位，做与肌纤维、肌腱或韧带长轴呈垂直方向的往返拨动。见图 2-2-23。

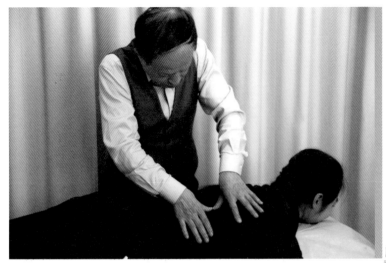

图 2-2-22　拇指拨法

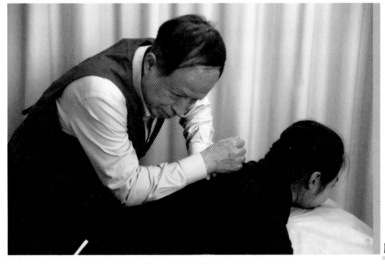

图 2-2-23　肘拨法

七、分推法

用双手拇指罗纹面自穴位中部，分别向不同方向推开的手法，称为分推法，又称分法。根据着力部分不同，临床又可分为指分推法、掌分推法、拳分推法。

注意事项

分推法操作时要求两手用力均匀、动作柔和、协调一致。着力部分要紧贴皮肤，不宜硬用压力，多用润滑剂。

【具体操作】

用两手拇指指腹或两掌、两拳由一处向两边分开推动。

指分推法　用双手拇指指腹自穴位中部分别向不同方向推开，称为指分推法。见图 2-2-24。

掌分推法　用双手手掌面自穴位中部，分别向不同方向推开，称为掌分推法。见图 2-2-25。

拳分推法　双手握拳置于穴位中部，分别向不同方向推开，称为拳分推法。见图 2-2-26。

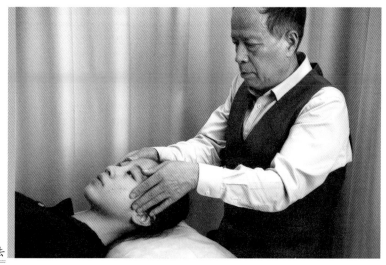

图 2-2-24　指分推法

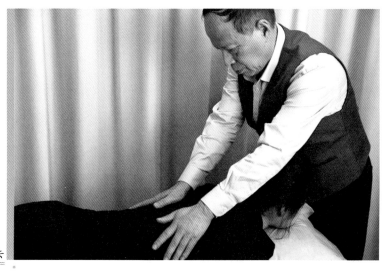

图 2-2-25　掌分推法

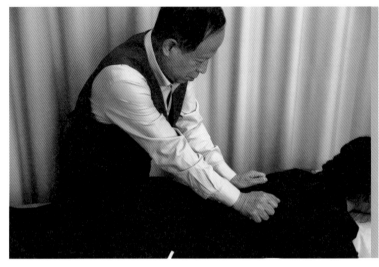

图 2-2-26　拳分推法

第三节　调理三焦手法

一、调理上焦法（宣肺开胸法）

宣肺开胸法　本法具有宽胸理气、宁心安神之效。适用于咳嗽、气喘、痰多、胸闷、胸痛、心悸、呃逆、呕吐等病证。

【具体操作】

受术者取仰卧位。术者坐或站于其右侧，以右手的拇指及掌指面抚、按于上腹部的鸠尾穴附近，而左手则以中指指针法点按胸部的膻中、中府、天突穴，以及拇指面由印堂至神庭穴用平缓的推法，每穴各半分钟左右。

术者以一手的掌指面抚按于上腹部，以另一手的中指指针法点按腹部的气海、左下肢的公孙、太冲穴和右下肢的足三里、丰隆或足临泣穴，每穴半分钟。见图 2-3-1、图 2-3-2、图 2-3-3、图 2-3-4、图 2-3-5、图 2-3-6。

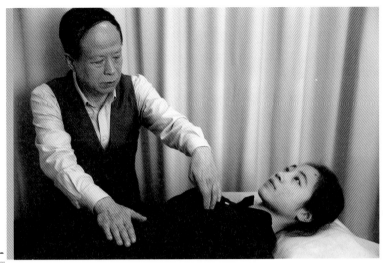

图 2-3-1　调理上焦法一

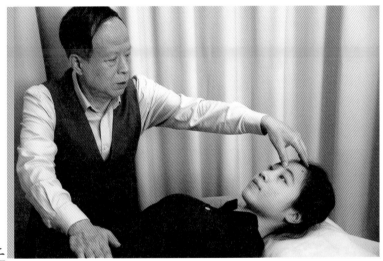

图 2-3-2　调理上焦法二

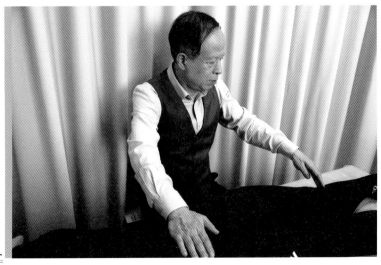

图 2-3-3　调理上焦法三

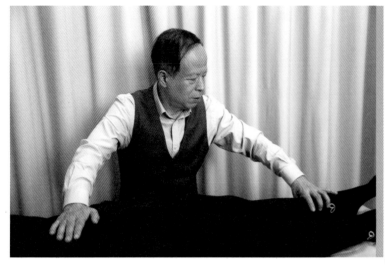

图 2-3-4　调理上焦法四

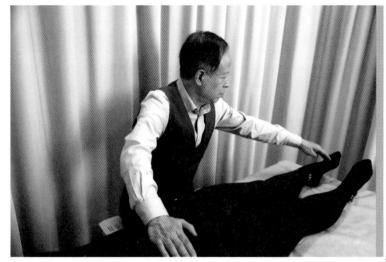

图 2-3-5　调理上焦法五

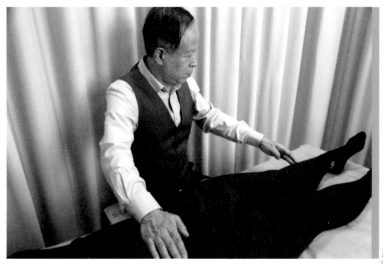

图 2-3-6　调理上焦法六

二、调理中焦法（调胃法、托胃法、疏肝调胃法）

1.调胃法　本法具有通降胃气、宽胸理气之效。在胃痛、痞满、腹胀、腹泻等病证中常用。

注意事项

在应用调胃与托胃二法时，掌下揉动的力度应当有作用于胃壁上的感觉。术者可感到受术者的胃壁在手掌下有如一个光滑的球状面，而且手法宜缓慢、柔和。

【具体操作】

术者左手掌指面横贴于脐上之胃脘处，再用右手掌叠覆其上，双手协同用力，左手做逆时针方向的、自上而下为主的半圆形环旋揉动，当手掌自下向上揉动时，幅度和力度要小一些。左右手的中指依次指针法点压中庭或鸠尾穴，以及上脘、中脘、建里、下脘、天枢、气海穴。见图 2-3-7、图 2-3-8、图 2-3-9、图 2-3-10、图 2-3-11、图 2-3-12。

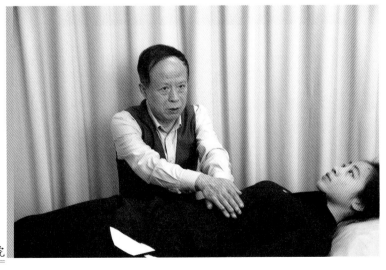

图 2-3-7　环揉胃脘

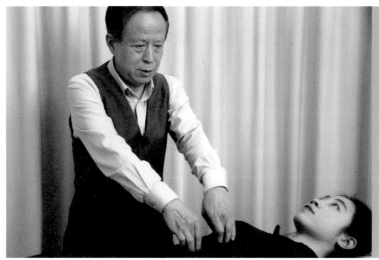

图 2-3-8　点压上脘、中脘

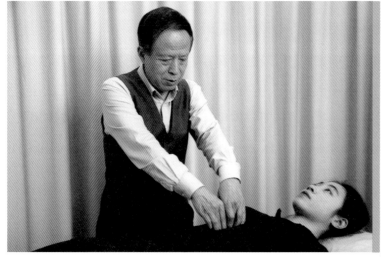

图 2-3-9　点压中脘

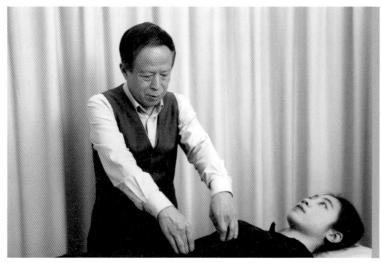

图 2-3-10　点压上脘、下脘

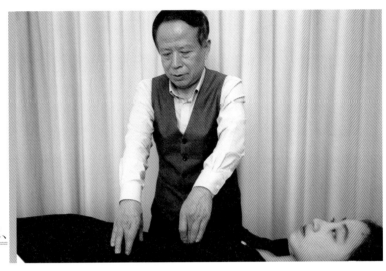

图 2-3-11　点压天枢、
中脘一

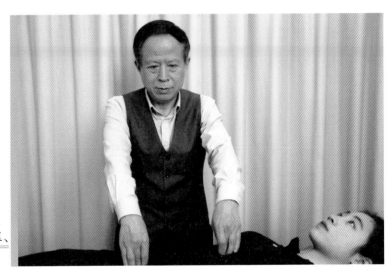

图 2-3-12　点压天枢、
中脘二

2.托胃法　本法具有健脾益气之效，多在胃下垂及胃肠功能紊乱症中
应用。

【具体操作】

基本同调胃法，其区别在于，掌揉的环旋运动方向为顺时针，当由下而上
揉动时，有一个以小鱼际和掌根部用力为主向斜上方轻轻托动胃脘的力，环旋
揉动约 1 分钟。见图 2-3-13。

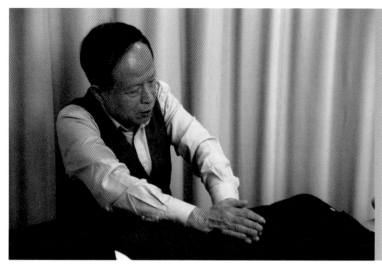

图 2-3-13　托胃法

3.疏肝调胃法　本法具有疏肝理气、和胃降逆之效。适用于证属肝胃不和之胃痛、痞满等病证。

【具体操作】

受术者取左侧卧位，术者左手掌抚按在受术者右胁下的腹部区域（即章门穴下方），术者右手指面部按压在受术者右侧的肩井穴上。术者右手缓缓用力向左手章门穴的方向扳拉肩井，在扳拉过程中右手应反复而缓缓地逐步用力向左手下的章门穴处扳动，当感到两手之力交会后，在此位置上稍待片刻，随即放松。而后术者的左右手置换。右手掌抚按其腹的右侧，左手以中指指针法或是拇指面点按法于受术者下肢内侧的阴陵泉，三阴交，下肢外侧的阳陵泉、梁丘、足三里等穴位各半分钟。见图 2-3-14、图 2-3-15、图 2-3-16、图 2-3-17、图 2-3-18、图 2-3-19、图 2-3-20、图 2-3-21。

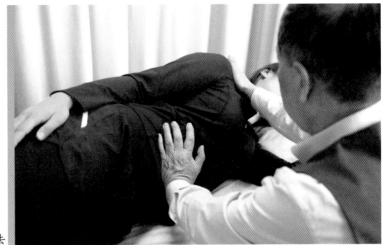

图 2-3-14　疏肝调胃法

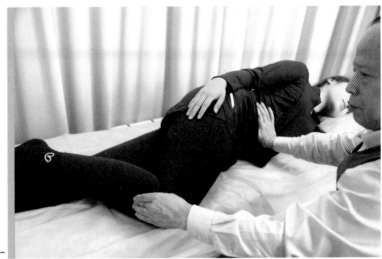

图 2-3-15　点足三里一

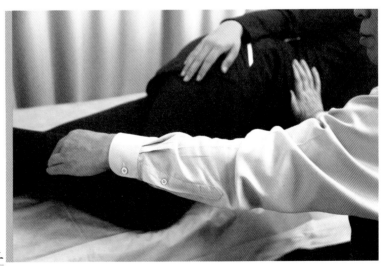

图 2-3-16　点足三里二

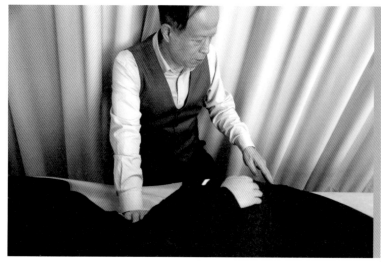

图 2-3-17　点梁丘一

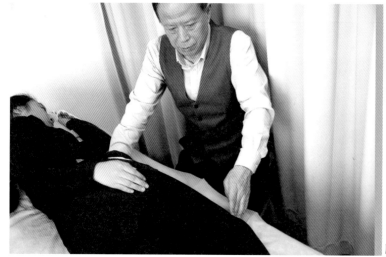

图 2-3-18　点梁丘二

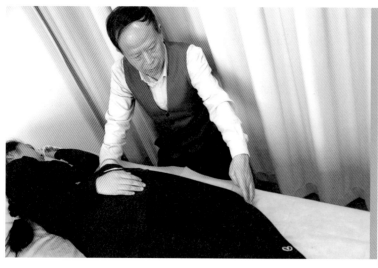

图 2-3-19　点阳陵泉

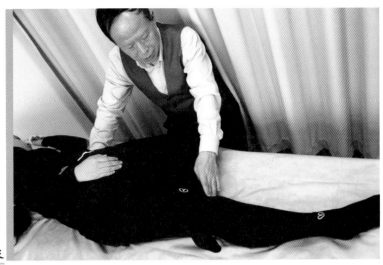

图 2-3-20　点曲泉

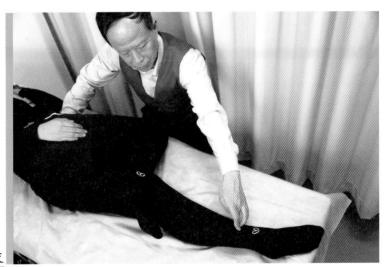

图 2-3-21　点三阴交

三、调理下焦法（补肾调经法、温肾法、点神阙法）

1. 补肾调经法　补肾、调经、调理下焦。适用于阳痿、遗精、早泄、月经不调、带下、癃闭、遗尿、尿频、下腰痛等病证。

注意事项

以受术者腹部下陷 3~5cm 为宜。

【具体操作】

受术者取仰卧位，屈髋屈膝。术者坐或站于受术者一侧，以一手拇指或中指依次点按中极、关元穴，另一手掌叠覆其手背上，术者两手垂直下压中极、关元穴 1 分钟左右，配合受术者的呼吸施术，受术者呼气时，逐渐施加垂直向下的点按力。受术者吸气时，逐渐撤去点压力，如此反复进行，每穴 1 分钟。见图 2-3-22。

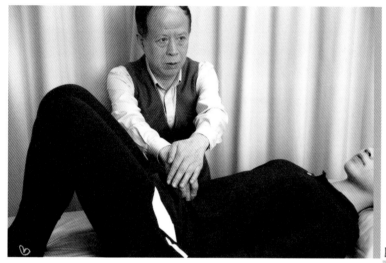

图 2-3-22　补肾调经法

2. 点神阙法　本法具有温补肾中精气和温阳止泻的作用。适用于腹痛、腹泻、五更泻等病证。

注意事项

操作中应当轻巧、柔和，指下最好能隔一层背心或衬衣。以受术者腹部下陷 3~5cm 为宜。

【具体操作】

受术者取仰卧位，下肢屈曲。术者坐或站于其旁边，中指以指针法直接点按在受术者的神阙穴上，配合受术者的呼吸施术，受术者呼气时，逐渐施加垂直向下的点按力，受术者吸气时，逐渐撤去点压力，持续约 1 分钟。见图 2-3-23。

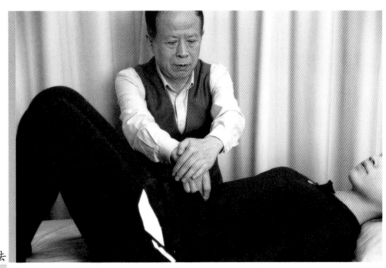

图 2-3-23　点神阙法

3.温肾法　本法具有温肾壮阳、培补下焦之效。适用于阳痿、小便淋沥不尽、五更泻、腰痛等证属肾阳虚证的疾患。

注意事项

　　用力要沉稳，在操作中要仔细体会指下的感觉。指面部用力下按后，随之向脐的方向平缓推动，每一部位推动 6~9 次即可。

【具体操作】　受术者取仰卧位，下肢屈曲，双手平放于骨盆两侧。术者若坐其右侧，则以左手的鱼际或中指面抚按于中脘或水分穴上，以右手并拢的食、中、无名指指面部抚按于少腹或小腹上。术者用右手食、中指揉按的顺序是：先小腹，后两侧少腹。后术者以一手掌抚按于受术者的小腹部，另一手的拇指或中指点按左下肢内侧的三阴交、太溪、照海及足底涌泉穴上各半分钟。见图 2-3-24、图 2-3-25、图 2-3-26、图 2-3-27、图 2-3-28。

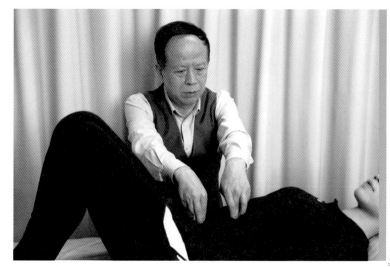

图 2-3-24　温肾法一

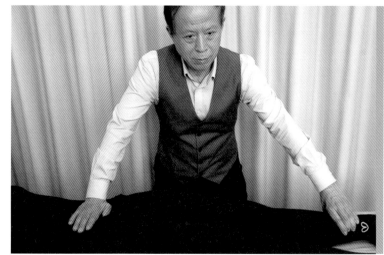

图 2-3-25　温肾法二

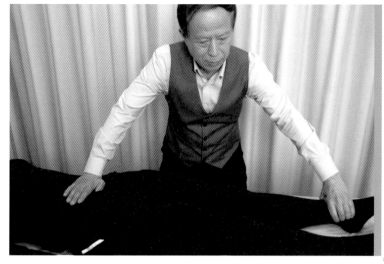

图 2-3-26　温肾法三

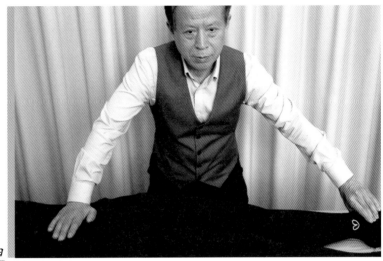

图 2-3-27　温肾法四

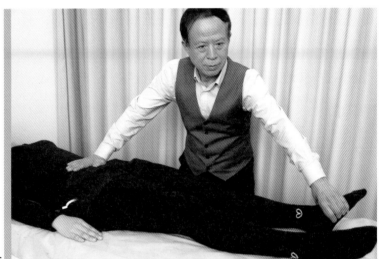

图 2-3-28　温肾法五

第四节　整复手法

一、颈椎整复

1. 抬头摇正法

【具体操作】

受术者取坐位，下颌的位置与中立位时相比稍抬高 5°~10°，术者站在其偏歪侧的斜后方，以一手的掌指面托住其下颌部，另一手的拇指与其余四指分置于枕后的两侧。受术者向左右两侧旋转头颈数次，感到颈肩部放松后，突然向偏歪侧旋转摇动，多可听到弹响声。见图 2-4-1、图 2-4-2。

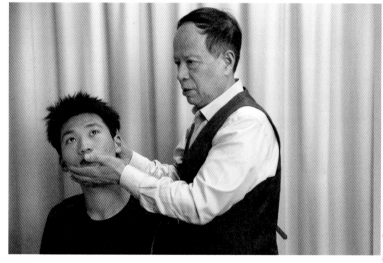

图 2-4-1　颈椎抬头摇正法一

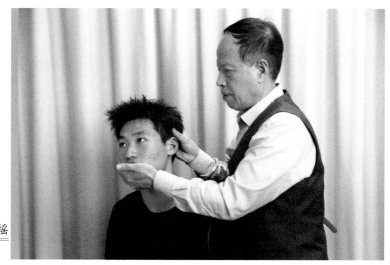

图 2-4-2　颈椎抬头摇
正法二

2.低头摇正法

【具体操作】

受术者取正坐位，下颌微微内收，术者站其身后，一手掌前置，托住其下颌，另一手托扶在其枕后下方。术者双手协同用力旋转；当术者感到手下的头颈能够放松时，随即快速转动，此时多可听到或感到复位成功时的弹响声。见图 2-4-3、图 2-4-4、图 2-4-5。

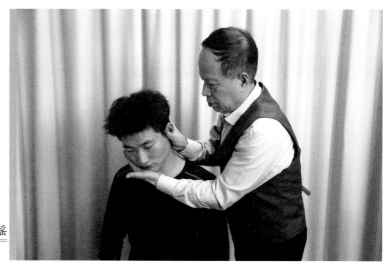

图 2-4-3　颈椎低头摇
正法一

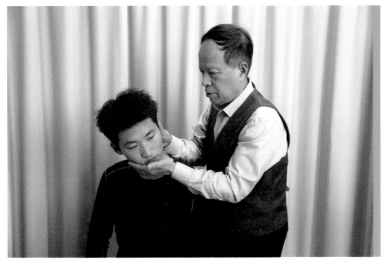

图 2-4-4　颈椎低头
摇正法二

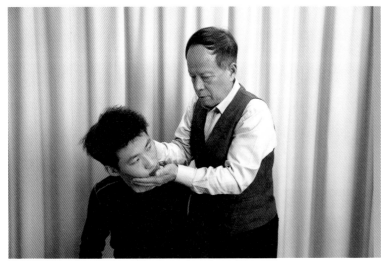

图 2-4-5　颈椎低头
摇正法三

3. 定位摇正法

【具体操作】

受术者取坐位。术者站于其身后，右手的拇指抵住受术者棘突偏歪的左侧方，其余四指顺势扶住对侧的颈、枕部；左手的掌指面托扶住受术者的下颌部。术者一边使受术者头颈前屈、下颌内含，一边平缓地进行向左侧方为主旋转、摇动头颈的动作，当感到右手拇指下有明显的棘突移动感时，在此范围内再重新旋转、摇动头颈，随后术者的右手拇指向对侧推动棘突。见图 2-4-6、图 2-4-7、图 2-4-8。

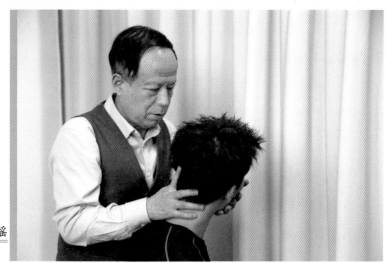

图 2-4-6 颈椎定位摇
正法一

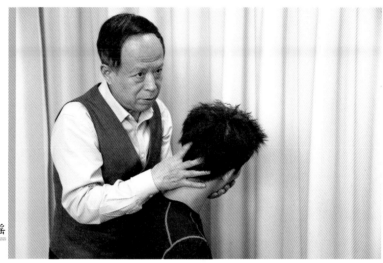

图 2-4-7 颈椎定位摇
正法二

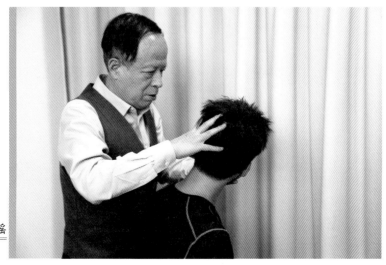

图 2-4-8 颈椎定位摇
正法三

4.坐位拨正法

推动时的作用力要灵巧、缓慢而有力，而且拇指推动棘突的力量必须与左肘臂的旋转运动相协调，不得强行推动。

【具体操作】

术者右手的拇指抵住偏歪棘突的左侧方，左肘臂部托住其下颌，手掌绕至受术者对侧耳朵及头后侧方。术者的左肘臂将受术者的头颈向上方拨伸，在保持牵引下将其头颈向左侧方平缓地旋转，右手的拇指由左而右推动指下的棘

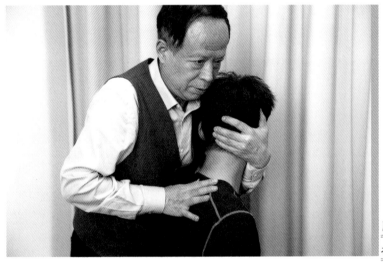

图 2-4-9 颈椎坐位拨正法一

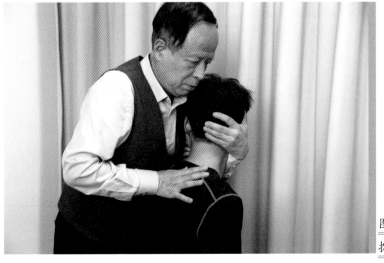

图 2-4-10 颈椎坐位拨正法二

突。见图 2-4-9、图 2-4-10。

5. 坐位推正法

【具体操作】

以第 7 颈椎棘突示例，术者右手拇指抵住受术者第 7 颈椎棘突的右侧方，左手的掌指面扶按在头部右侧方的前半部分，左手指上段的指面部顺势紧贴在受术者头上方；左手缓缓地使受术者头部进行被动晃动，术者感到右手拇指下的棘突有明显阻力时，两手协同用力，同时向对侧方向推动拇指下的棘突和头颈。见图 2-4-11。

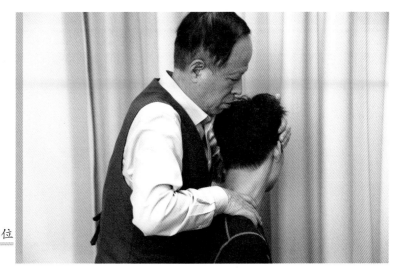

图 2-4-11　颈椎坐位推正法

6. 仰卧斜扳法

第 1~2 颈椎错位的整复。

【具体操作】

术者一手托受术者的下颌，另一手托其枕部，将其头上仰、侧转（向棘突偏歪的一侧），缓慢摇动 2~3 下，放松后将头转至主动运动的最大幅度，稍加闪动力和牵引力，此时多可听到关节复位时的弹响声。见图 2-4-12、图 2-4-13。

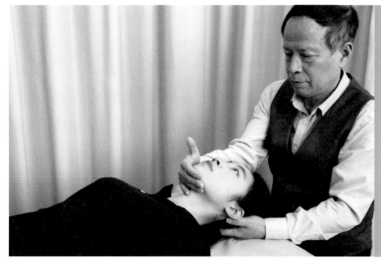

图 2-4-12 颈椎仰卧斜扳法一

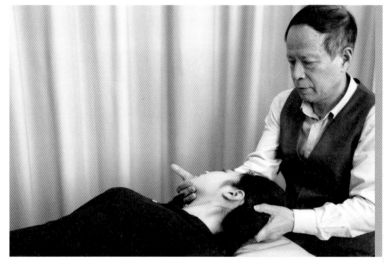

图 2-4-13 颈椎仰卧斜扳法二

第 3~7 颈椎错位的整复。

【具体操作】

受术者取仰卧、低头位（中段颈椎前屈约 20°，下段颈椎前屈约 30°）。术者一手托住受术者后颈及枕部，适当调整颈椎屈伸度，一手托住下颌，然后向棘突偏歪的一侧转动头部，缓慢转动到极限位置时，放松后突然稍加闪动力和牵引力，此时多可听到关节复位时的弹响声。见图 2-4-14。

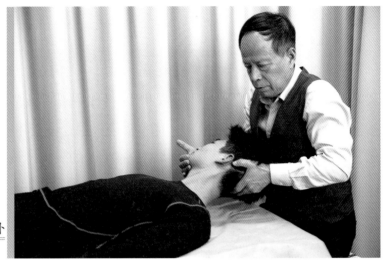

图 2-4-14　颈椎仰卧
斜扳法三

二、胸椎整复

1. 坐位推正法

【具体操作】

　　手法同颈椎整复法中的坐位推正法，只是在操作过程中，受术者的头颈部较前者而言有轻微的后伸，以便使推动头颈的作用力可以直达胸椎，此过程中拇指推动受术者棘突的力度也是很大的。见图 2-4-15。

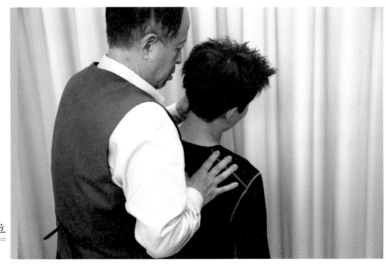

图 2-4-15　胸椎坐位
推正法

2. 掌指推正法

【具体操作】

受术者取俯卧位，术者站受术者左侧方，一手的拇指或中指面平放于受术者偏斜棘突的左侧方约半寸处。术者另一手的掌根部按压在下方手的拇指或中指上，同时向棘突的侧方推动，待推动至极限，嘱受术者咳嗽或在其深呼气末，术者双手同时用力向右侧方快速顶推偏歪的棘突。见图 2-4-16。

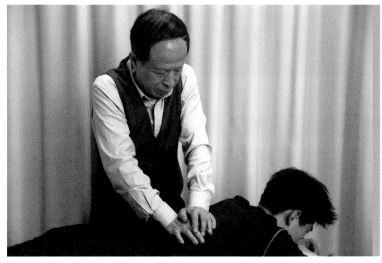

图 2-4-16　胸椎掌指推正法

3. 定位摇正法

【具体操作】

同腰椎定位摇正法。与整复腰椎稍有不同的是，它在实际操作中可变换为：术者一手的拇指抵压住受术者棘突的偏歪侧，另一手则自其胸部的前方穿过并扳拉住受术者对侧的肩部，接下来的过程同腰椎定位摇正法。见图 2-4-17。

4. 扳肩推正法

注意事项

此手法以把握好受术者放松状态的时机最为重要。

【具体操作】　术者站在受术者棘突偏歪的一侧，以一手的掌根部抵压住棘突偏歪侧的旁边固定不动，另一手扳拉住对侧的肩部并顺势向偏歪侧的斜上方扳拉起来。待术者扳、拉肩部的力度到达掌根抵压的棘突位置时，术者的掌根下感到明显阻力，随后停止用力；接着，嘱受术者放松肩背部或是进行缓慢的深呼吸，当感到受术者躯干松弛时，术者两手协同用力，一手用力扳、拉其肩部，另一手掌根向对侧快速推动棘突。见图 2-4-18。

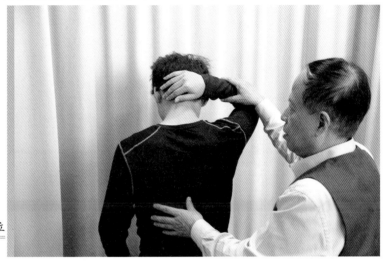

图 2-4-17　胸椎定位摇正法

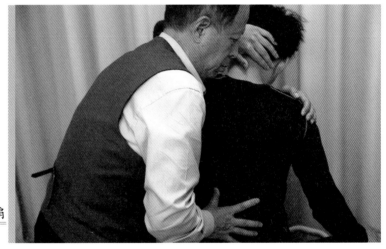

图 2-4-18　胸椎扳肩推正法

三、腰椎整复

1. 斜扳法

【具体操作】

受术者取左侧卧位，左下肢伸直处于下方，右下肢在左下肢的上方呈半屈曲位。术者面对受术者站立后，拉出其贴近床面的左上肢。术者呈半蹲位，身体向前探，右肘臂按压在受术者右肩关节前方的近胸处，左肘臂按压在臀部大转子后方的凹陷处；随术者两侧的肘臂部同时用力，对受术者腰椎做方向相反的推扳运动。术者双臂推扳受术者躯干至阻力明显的位置之后，在此稍有紧张的体位下停顿片刻，以待其放松，随后双臂快速推扳。见图2-4-19、图2-4-20。

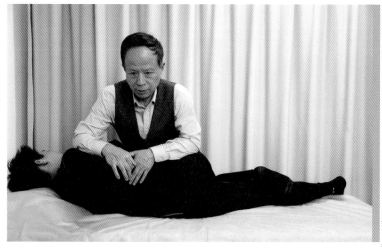

图 2-4-19 腰椎斜扳法一

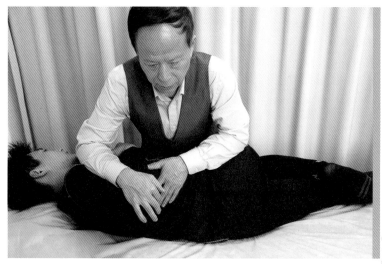

图 2-4-20 腰椎斜扳法二

2. 定位摇正法

【具体操作】

方法一：

受术者骑坐于长凳上，腰背放松。术者半蹲或坐其后方，以左手的拇指抵压在受术者棘突的偏右侧，右手自受术者的右腋下穿过后使前臂上移，右手掌自受术者颈后方扳住其左侧颈项部。术者左手拇指抵住棘突旁不动，右手臂用力使受术者稍微向前弯腰，向右侧方旋转脊椎。当旋腰达到一定幅度时，右臂稍微加速、用力，同时左拇指用力向左侧推动棘突。见图2-4-21、图2-4-22。

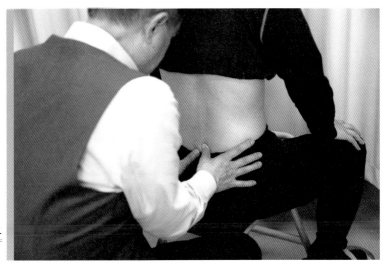

图 2-4-21　腰椎定位摇正法一

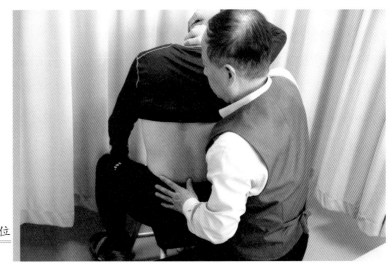

图 2-4-22　腰椎定位摇正法二

方法二：

受术者骑坐于长凳上，术者坐于受术者的正后方，以腰4棘突左偏为例，令受术者收腹挺胸，左手置于颈部，右手搂腹，术者用双手固定受术者下肢，术者的左手从受术者的左侧腋下绕于其右肩部，右手顶住偏歪的棘突，术者左手扳动受术者的肩部，右手带动腰部向左侧旋转，当旋腰达到一定幅度时，右臂稍微加速、用力，以使受术者的腰椎大幅度旋转，同时右拇指用力向右侧推动棘突。见图 2-4-23。

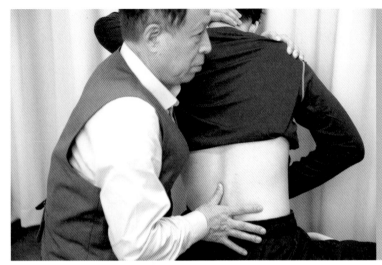

图 2-4-23　腰椎定位
摇正法三

3. 后伸推压法

【具体操作】

受术者可俯卧于高枕上，术者站其右侧，以右手的掌根或拇指按压在棘突的右侧方；左手自受术者的左大腿下部内侧伸进，并以左手扳住其左大腿的外侧向右斜上方牵扳。徐徐放下，再托起下肢，待受术者腰部能够松弛和适应后，再将下肢托起至右侧斜上方，当对抗力量明显时，术者的右掌根或拇指向左侧方推动棘突，同时扳抬下肢的左臂用力进行有限度的、增大幅度的向上扳动。见图 2-4-24、图 2-4-25、图 2-4-26、图 2-4-27。

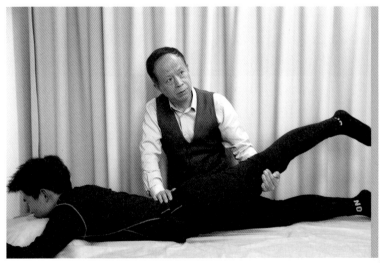

图 2-4-24　腰椎后伸
推压法一

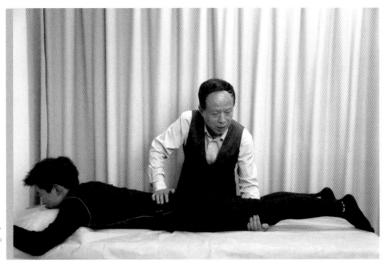

图 2-4-25 腰椎后伸
推压法二

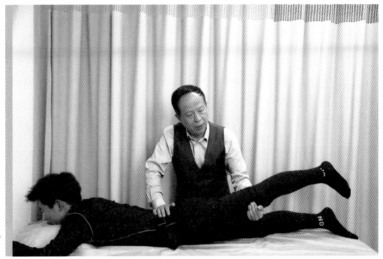

图 2-4-26 腰椎后伸
推压法三

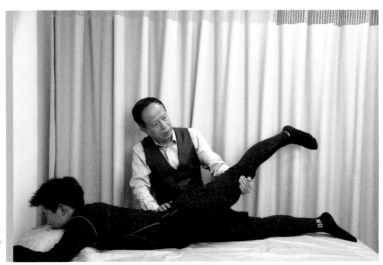

图 2-4-27 腰椎后伸
推压法四

4. 牵引肘推法

【具体操作】

受术者可俯卧于高枕上，枕头宜垫于下腹处。一助手站于床头，另一助手站于床尾，如只有一个助手时，受术者自己扳住床沿，助手双手分别持握住受术者的两踝或踝上方小腿处，并向后方平行牵引腰椎。术者站在棘突偏歪一侧的床边，以左手的拇指面抵在偏歪棘突的旁边，右手掌根部抵压在左手的拇指上；助手加大牵引力度，同时嘱受术者扳紧床沿并咳嗽，术者以肘尖部或是掌指面快速用力向对侧推动棘突。见图2-4-28、图2-4-29。

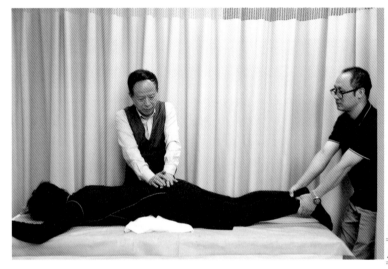

图 2-4-28　腰椎牵引肘推法一

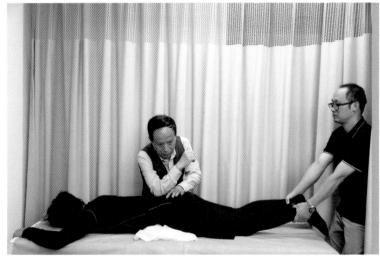

图 2-4-29　腰椎牵引肘推法二

5.拨股内收肌法

【具体操作】

受术者取俯卧位，术者双拇指触摸受术者棘突两侧，以棘突偏左为例，术者站于受术者的右侧，右手拇指顶住偏歪的棘突左侧，左手四指（食、中、无、小）置于股内收肌群上段，然后右手向右推棘突，同时左手四指弹拨股内收肌群，一推一拨，两手同时发力。见图2-4-30、图2-4-31、图2-4-32、图2-4-33。

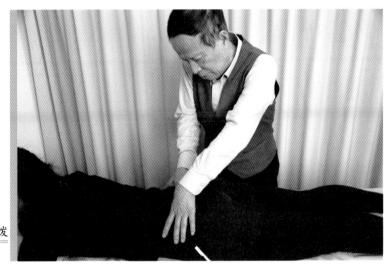

图2-4-30　腰椎拨股内收肌法一

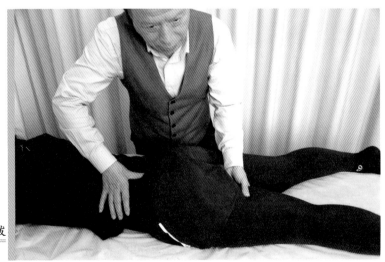

图2-4-31　腰椎拨股内收肌法二

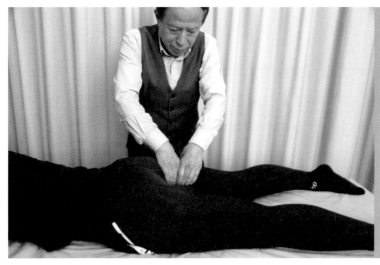

图 2-4-32　腰椎拔股内收肌法三

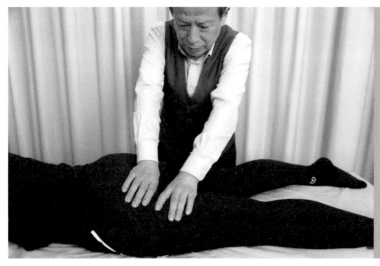

图 2-4-33　腰椎拔股内收肌法四

6. 背抖法

【具体操作】

术者双足分开，与肩同宽，呈半蹲位，受术者直立，双足并拢。术者两臂分别自受术者的两腋下穿过以揽住其双臂，弯腰将受术者背起，术者的臀部尽量抵在受术者腰痛明显平面的正中部分；嘱咐受术者双腿自然下垂，腰背放松，术者向左及向右侧方晃动受术者的躯体，双腿进行膝、髋两关节协调而有节奏的伸、屈动作，并在伸直膝关节的同时臀部用力振动受术者的腰部 2~3 次。见图 2-4-34。

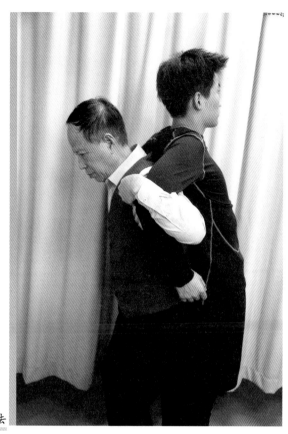

图 2-4-34　背抖法

7. 摇按骨盆法

【具体操作】

受术者取仰卧位，屈膝屈髋，双膝和双踝并拢、对齐，或者是双膝并拢、对齐，双踝交叉。若术者站其右侧方，左前臂和手掌横压于受术者小腿，固定受术者双膝，右手的掌臂部持握并稳定住双踝。术者屈曲膝、髋两关节，使其臀部抬起，加大左手及臂部按压膝部和小腿的力度，右手臂则向左侧斜上方或右侧斜上方推动小腿。屈曲受术者的膝、髋两关节，使之臀部稍微抬起并脱离开床面，再顺势放松腰臀部。见图 2-4-35、图 2-4-36。

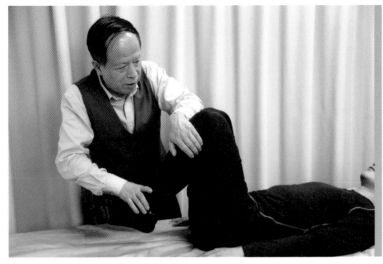

图 2-4-35 摇按骨盆
法一

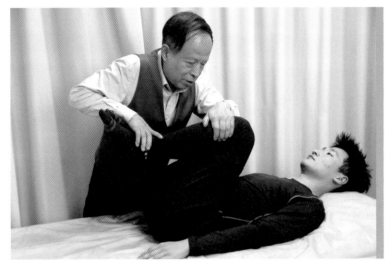

图 2-4-36 摇按骨盆
法二

四、骶髂关节整复

1. 侧卧牵抖冲压法

【具体操作】

受术者取侧卧位，"长脚"在上，"短脚"屈髋屈膝平放床上，受术者双手紧握床沿以固定上身，助手双手抱握长脚踝关节上部，做好牵抖姿势，术者喊出口令"1、2、3"后，二人同时短促发力完成牵抖冲压法；患者翻身，体位同前，术者站于其前侧，双手放置于其髂嵴上方、前方，牵抖冲压时，术者双手用较强的推力将髂骨既向下又向后旋。见图 2-4-37、图 2-4-38、图 2-4-39。

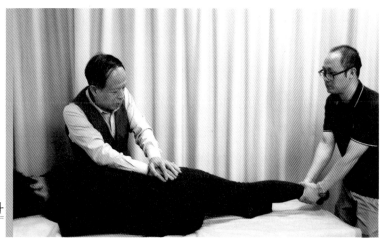

图 2-4-37　侧卧牵抖
冲压法一

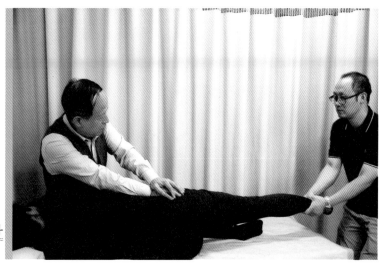

图 2-4-38　侧卧牵抖
冲压法二

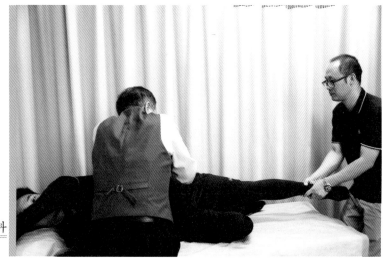

图 2-4-39　侧卧牵抖
冲压法三

2. 屈髋屈膝旋髋按压法

【具体操作】

受术者取仰卧位，将"阴脚"屈曲作4字状，术者用拇指按压于内收肌群的耻骨附丽处，另一手由上而下揉捏、弹拨其痉挛的内收肌群；后术者一手紧握"阴脚"踝部，另一手托扶膝部，将此下肢做屈髋屈膝位的旋髋动作，"阴脚"旋髋由内向外，将髋屈旋向上外侧时，助手固定"阳脚"大腿部，术者双手同时将其"阴脚"大腿向外上方用力按压，随即将其腿向下牵抖。见图2-4-40、图2-4-41、图2-4-42、图2-4-43、图2-4-44。

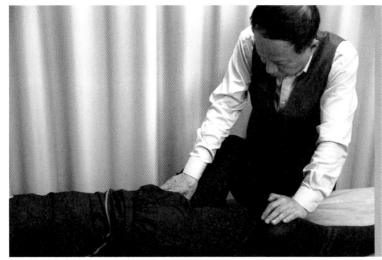

图 2-4-40　屈髋屈膝旋髋按压法一

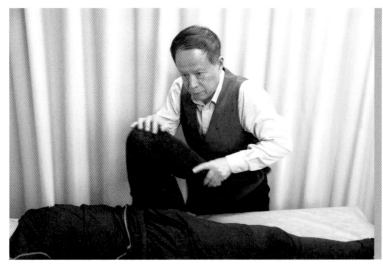

图 2-4-41　屈髋屈膝旋髋按压法二

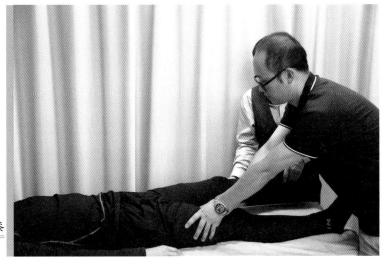

图 2-4-42　屈髋屈膝
旋髋按压法三

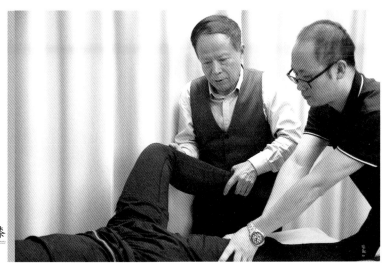

图 2-4-43　屈髋屈膝
旋髋按压法四

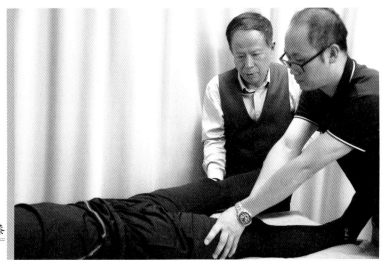

图 2-4-44　屈髋屈膝
旋髋按压法五

3. 按骶扳髂法

【具体操作】

受术者取俯卧位，"阳脚""阴脚"伸直，术者立其"阳脚"侧，一手掌按定"阴脚"侧骶骨后旋隆起部作"定点"，另一手抓紧前旋的髂骨部，嘱受术者配合"阳脚"的膝关节伸屈动作，当术者发力冲压骶椎向前，并同步将髂骨扳向后时，受术者用力将膝关节由屈位伸直。见图2-4-45。

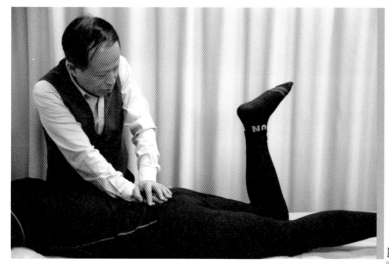

图 2-4-45　按骶扳髂法

4. 提臀撞正法

注意事项

此法不得用于老年且骨质疏松的患者，可改为仰卧屈髋屈膝位，做抬起、放下动作。

【具体操作】

受术者仰卧于硬板床上，取屈膝位，术者立其右侧，令受术者双下肢抬起，术者双手握其双踝，将其下肢提起使臀部离床，随即急速放下，使骶骨与床面碰撞，髂骨向后而复位。见图2-4-46、图2-4-47、图2-4-48。

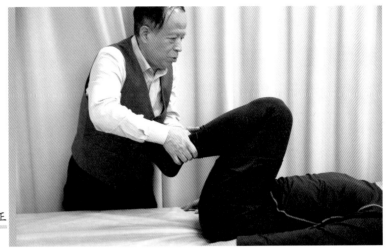

图 2-4-46 提臀撞正
法一

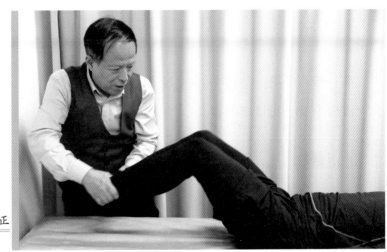

图 2-4-47 提臀撞正
法二

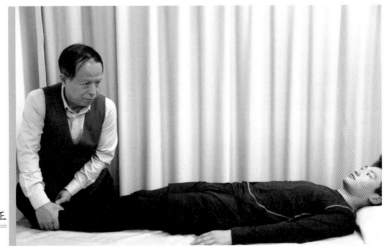

图 2-4-48 提臀撞正
法三

第三章
通督导引保健操

第一节 颈部导引操

第一步 保持站立姿势，两脚分开，与肩同宽，两手臂自然下垂，目视前方，放松全身。见图 3-1-1。

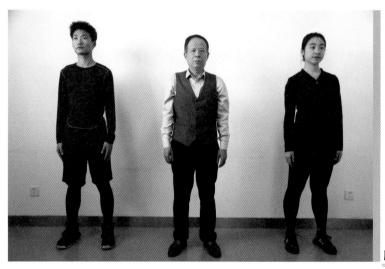

图 3-1-1 站势

第二步 颈椎前后屈伸势

1.从颈 1 到胸 1 椎体做前屈后伸运动，先屈后伸，有节奏地交替完成一个八拍动作。动作幅度由小渐大，前屈时依次活动颈 1、3、5、7 椎体，后伸时依次活动颈 2、4、6 和胸 1 椎体。见图 3-1-2。

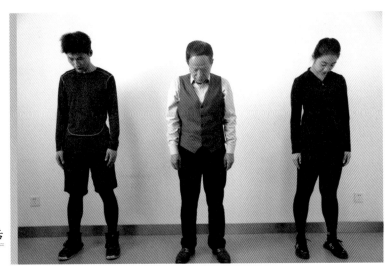

图 3-1-2　颈椎前后
屈伸势一

2. 从胸 1 到颈 1 椎体做前屈后伸运动，先屈后伸，有节奏地交替完成一个八拍动作。动作幅度由大渐小，前屈时依次活动胸 1 和颈 6、4、2 椎体，后伸时依次活动颈 7、5、3、1 椎体。见图 3-1-3。

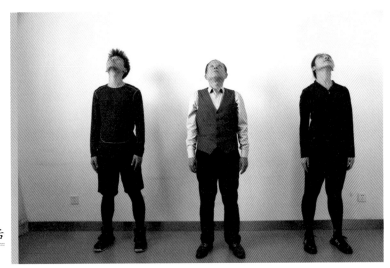

图 3-1-3　颈椎前后
屈伸势二

第三步　颈椎左右侧屈势

1. 从颈 1 到胸 1 椎体做左右侧屈运动，先左后右，有节奏地交替完成一个八拍动作。动作幅度由小渐大，向左侧屈时依次活动颈 1、3、5、7 椎体，向右侧屈时依次活动颈 2、4、6 和胸 1 椎体。见图 3-1-4。

2. 从胸 1 到颈 1 椎体做左右侧屈运动，先左后右，有节奏地交替完成一个八拍动作。动作幅度由大渐小，向左侧屈时依次活动胸 1 和颈 6、4、2 椎体，向右侧屈时依次活动颈7、5、3、1椎体。见图3-1-5。

第四步　颈椎左前右后屈伸势

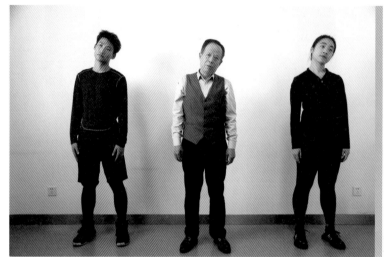

图 3-1-4　颈椎左右
侧屈势一

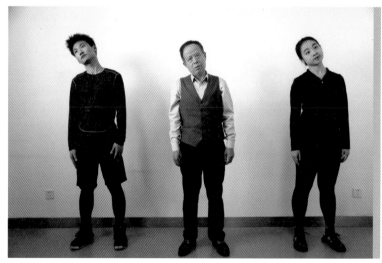

图 3-1-5　颈椎左右
侧屈势二

1. 颈椎向左旋转45°，眼睛直视该方向。

2. 从颈1到胸1椎体做左前屈右后伸运动，先左前屈后右后伸，有节奏地交替完成一个八拍动作。动作幅度由小渐大，左前屈时依次活动颈1、3、5、7椎体，右后伸时依次活动颈2、4、6和胸1椎体。见图3-1-6。

3. 从胸1到颈1椎体做左前屈右后伸运动，先左前屈后右后伸，有节奏地交替完成一个八拍动作。动作幅度由大渐小，左前屈时依次活动胸1和颈6、4、2椎体，右后伸时依次活动颈7、5、3、1椎体。见图3-1-7。

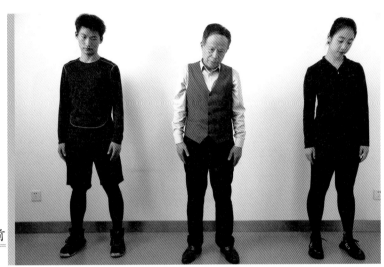

图 3-1-6 颈椎左前
右后屈伸势一

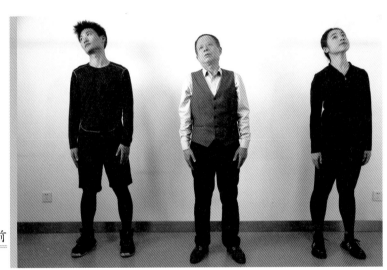

图 3-1-7 颈椎左前
右后屈伸势二

第五步　颈椎右前左后屈伸势

1. 颈椎向右旋转 45°，眼睛直视该方向。

2. 从颈 1 到胸 1 椎体做右前屈左后伸运动，先右前屈后左后伸，有节奏地交替完成一个八拍动作。动作幅度由小渐大，右前屈时依次活动颈 1、3、5、7 椎体，左后伸时依次活动颈 2、4、6 和胸 1 椎体。见图 3-1-8。

3. 从胸 1 到颈 1 椎体做右前屈左后伸运动，先右前屈后左后伸，有节奏地交替完成一个八拍动作。动作幅度由大渐小，右前屈时依次活动胸 1 和颈 6、4、2 椎体，左后伸时依次活动颈 7、5、3、1 椎体。见图 3-1-9。

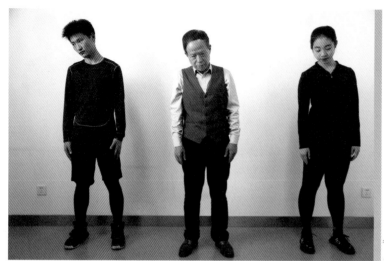

图 3-1-8　颈椎右前
左后屈伸势一

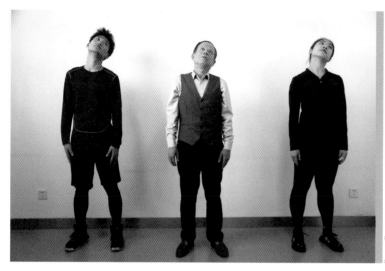

图 3-1-9　颈椎右前
左后屈伸势一

第六步　颈椎平转势

1. 颈椎中立位，抬头 10°，先左后右，有节律地平转颈椎，完成一个八拍动作。见图 3-1-10、图 3-1-11、图 3-1-12、图 3-1-13。

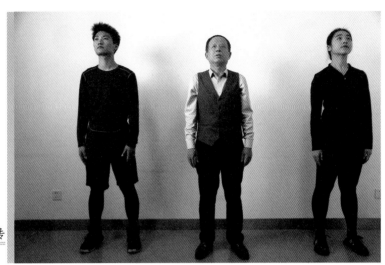

图 3-1-10　颈椎平转
势一

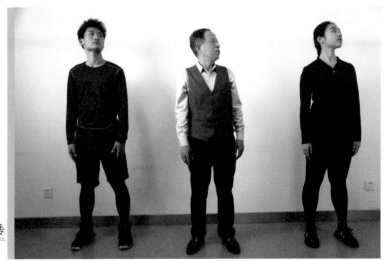

图 3-1-11　颈椎平转
势二

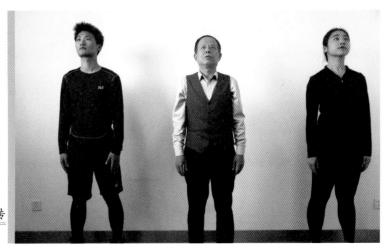

图 3-1-12　颈椎平转
势三

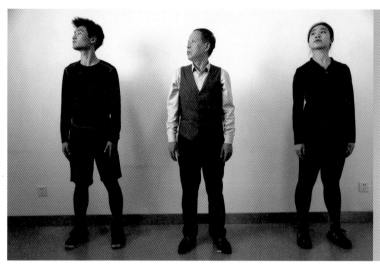

图 3-1-13　颈椎平转势四

2. 颈椎中立位，眼睛平视前方，先左后右，有节律地平转颈椎，完成一个八拍动作。见图 3-1-14、图 3-1-15、图 3-1-16。

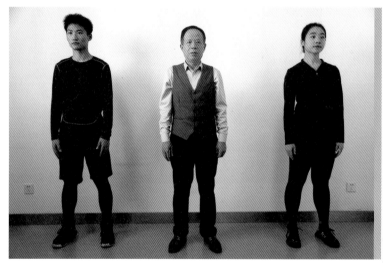

图 3-1-14　颈椎平转势五

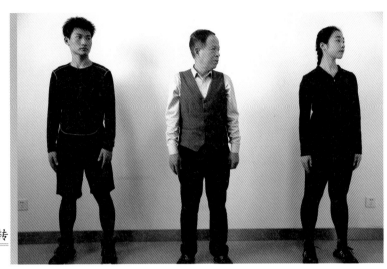

图 3-1-15　颈椎平转

势六

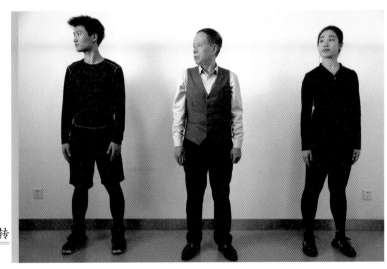

图 3-1-16　颈椎平转

势七

　　3.颈椎中立位，低头 10°，先左后右，有节律地平转颈椎，完成一个八拍动作。见图 3-1-17、图 3-1-18、图 3-1-19。

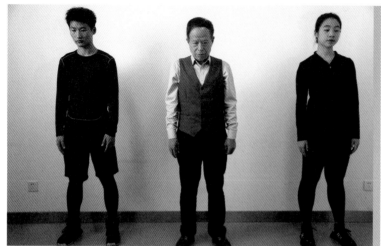

图 3-1-17 颈椎平转
势八

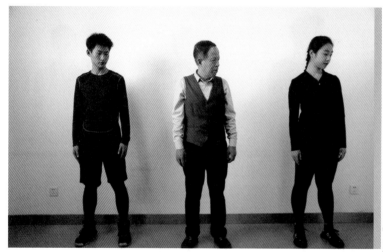

图 3-1-18 颈椎平转
势九

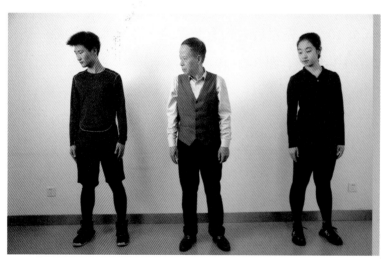

图 3-1-19 颈椎平转
势十

第七步 颈椎旋转势

1. 眼睛平视前方，全身放松。见图 3-1-20。

2. 先左开始旋转颈椎，节奏和缓，幅度均匀，由颈 1 旋转到胸 1 椎体，完成一个四拍动作。见图 3-1-21。

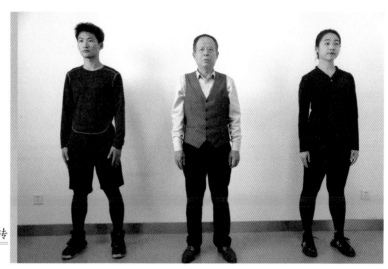

图 3-1-20　颈椎旋转
势一

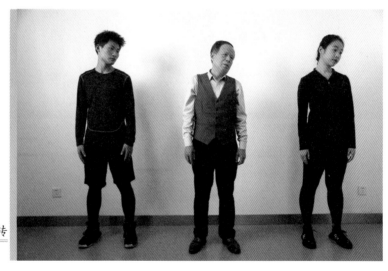

图 3-1-21　颈椎旋转
势二

3. 然后向右开始旋转，节奏和缓，幅度均匀，由胸 1 椎体旋转到颈 1 椎体，完成一个四拍动作。见图 3-1-22、图 3-1-23、图 3-1-24、图 3-1-25。

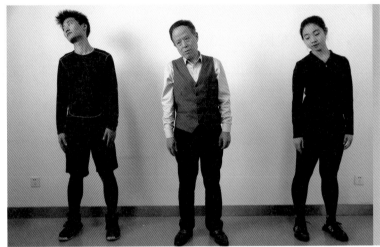

图 3-1-22 颈椎旋转势三

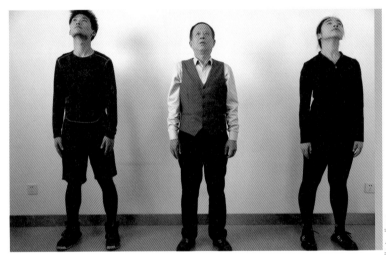

图 3-1-23 颈椎旋转势四

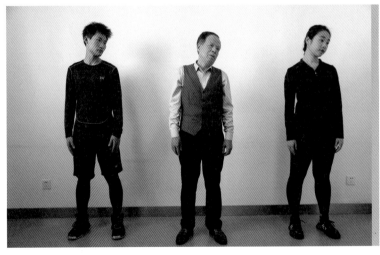

图 3-1-24 颈椎旋转势五

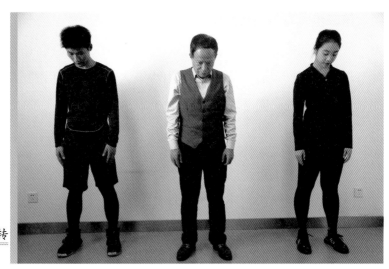

图 3-1-25 颈椎旋转
势六

第二节　肩部导引操

第一步　保持站立姿势，两脚分开，与肩同宽，两手臂自然下垂，目视前方，放松全身。见图 3-2-1。

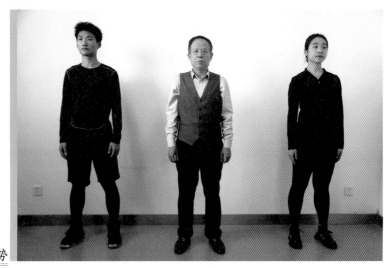

图 3-2-1　站势

第二步 肩关节环转势

肩关节屈曲，双手指尖搭于两侧肩峰端，从前到后完成一个八拍动作，肩关节做八次环转动作，动作幅度由小渐大；接着从后到前再次完成一个八拍动作。见图3-2-2、图3-2-3、图3-2-4、图3-2-5。

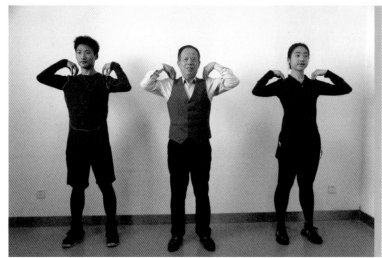

图 3-2-2 肩关节环转势一

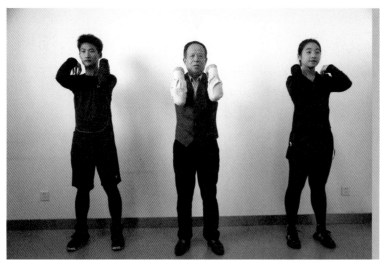

图 3-2-3 肩关节环转势二

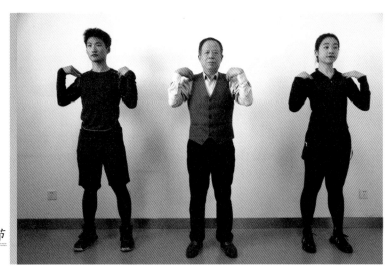

图 3-2-4 肩关节
环转势三

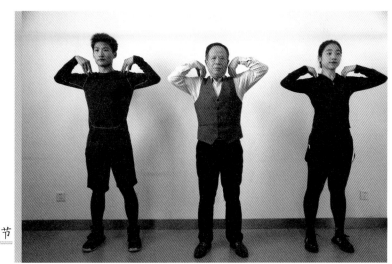

图 3-2-5 肩关
环转势四

第三步 肩关节内收外展势

双手握拳，屈曲肩关节，肘关节保持屈曲 90°，肩关节先内收后外展，其为一组动作，有节奏地完成一个八拍动作（即八组）；接着肩关节先外展后内收，再次完成一个八拍动作（注意：肩关节内收时要双上肢接触，外展时要双上肢最大限度远离）。见图 3-2-6、图 3-2-7、图 3-2-8。

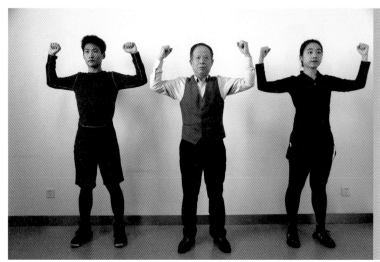

图 3-2-6 肩关节
内收外展势一

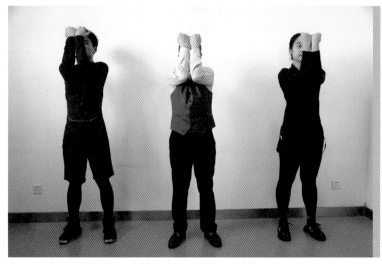

图 3-2-7 肩关节
内收外展势二

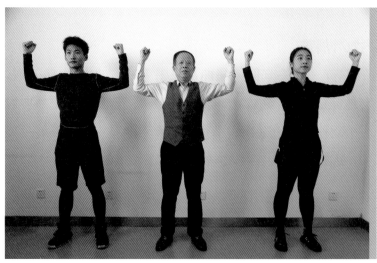

图 3-2-8 肩关节
内收外展势三

第四步　肩关节前后屈伸势

双上肢保持伸直状态，左右交替屈伸肩关节，有节奏地完成一个八拍动作，左肩关节前屈的同时右肩关节后伸，动作幅度由小渐大；接着右肩关节前屈的同时左肩关节后伸，有节奏地再次完成一个八拍动作（注意：肩关节屈伸动作要尽量做到最大）。见图3-2-9、图3-2-10、图3-2-11。

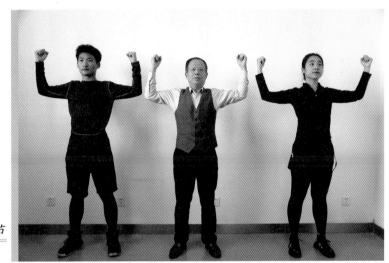

图3-2-9　肩关节
前后屈伸势一

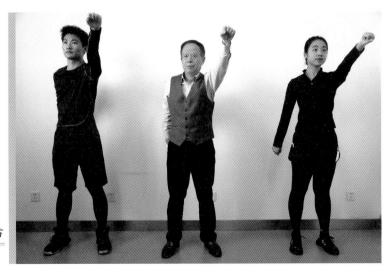

图3-2-10　肩关节
前后屈伸势二

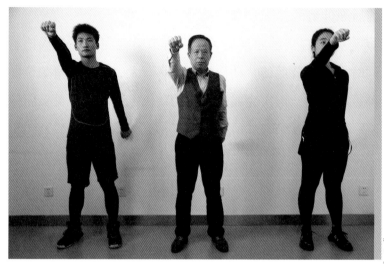

图 3-2-11 肩关节
前后屈伸势三

第三节 胸背部导引操

第一步 保持站立姿势，两手臂自然下垂，目视前方，放松全身。见图 3-3-1。

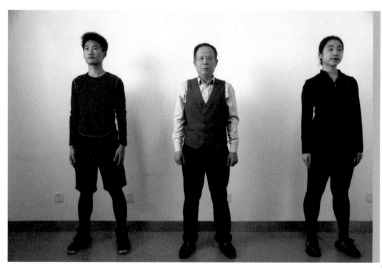

图 3-3-1 站势

第二步 胸椎左右侧屈势

左脚向左一步（同肩宽），左臂经侧至侧上举（掌心向内），右手叉腰（虎口向上）；左臂上举，同时胸椎向右侧屈一次，立即还原即完成一个节拍，有节奏地完成一个四拍动作；右脚向右一步（同肩宽），右臂经侧至侧上举（掌心向内），左手叉腰（虎口向上）；右臂上举，同时胸椎向左侧屈一次，立即还原即完成一个节拍，有节奏地完成一个四拍动作。以上为一个八拍动作，需完成两个八拍动作（注意：做侧屈动作时两腿伸直，上体不要前倾或后仰；侧屈动作应富有弹性）见图 3-3-2、图 3-3-3。

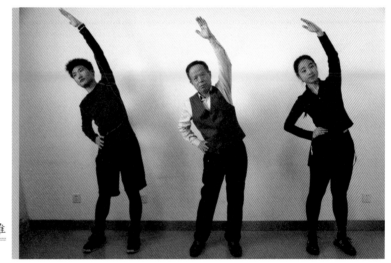

图 3-3-2 胸椎
左右侧屈势一

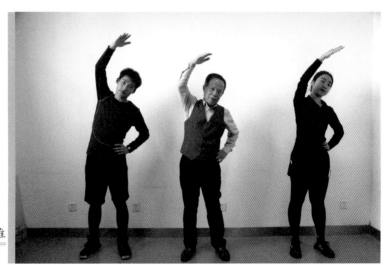

图 3-3-3 胸椎
左右侧屈势二

第三步　胸椎左右 45° 体转势

左脚向左一步（稍宽于肩），左臂经侧至侧上举 45°（掌心向前），右臂经侧至侧下伸 45°（掌心向后），同时胸椎向右体转一次，立即还原即完成一个节拍，有节奏地完成一个四拍动作；右脚向右一步（稍宽于肩），右臂经侧至侧上举 45°（掌心向前），左臂经侧至侧下伸 45°（掌心向后），同时胸椎向左体转一次，立即还原即完成一个节拍，有节奏地完成一个四拍动作。以上为一个八拍动作，需完成两个八拍动作（注意：做体转动作时两腿伸直，动作应富有弹性）。见图 3-3-4、图 3-3-5。

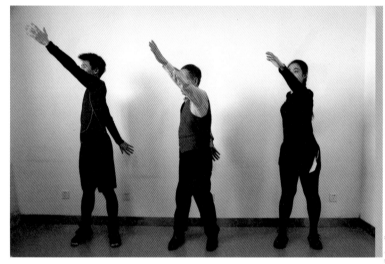

图 3-3-4　胸椎左右 45° 体转势一

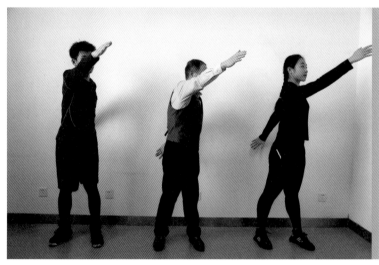

图 3-3-5　胸椎左右 45° 体转势二

第四步 胸椎左右平转势

左脚向左一步（稍宽于肩），两臂侧举，两肘屈曲，双手握空拳置于胸前，同时胸椎向左体转一次，立即还原即完成一个节拍，有节奏地完成一个四拍动作；右脚向右一步（稍宽于肩），两臂侧举，两肘屈曲，双手握空拳置于胸前，同时胸椎向右体转一次，立即还原即完成一个节拍，有节奏地完成一个四拍动作。以上为一个八拍动作，需完成两个八拍动作（注意：做体转动作时两脚保持不动，动作应富有弹性）。见图 3-3-6、图 3-3-7、图 3-3-8。

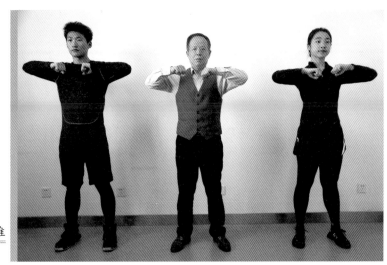

图 3-3-6 胸椎
左右平转势一

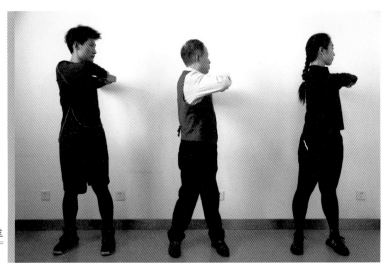

图 3-3-7 胸椎
左右平转势二

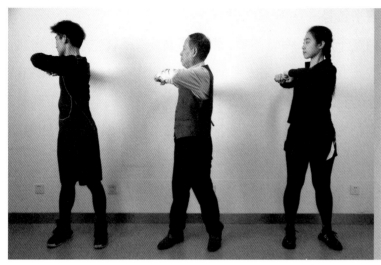

图 3-3-8 胸椎
左右平转势三

第四节 腰骶部导引操

第一步 保持站立姿势，两脚分开，与肩同宽，两手臂自然下垂，目视前方，放松全身。见图 3-4-1。

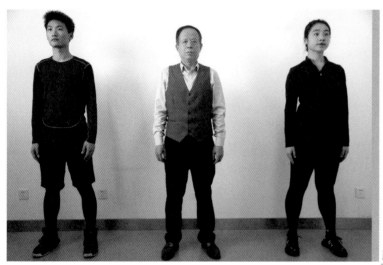

图 3-4-1 站势

第二步 腰椎前后小幅度屈伸势

双手叉腰，目视前上方，双手拇指依次抵按在两侧骶髂关节处及腰5、4、3、2、1，以及胸12、11两侧横突，交替完成腰椎前屈后伸运动即一个八拍；然后双于拇指依次抵按胸11、12，腰1、2、3、4、5两侧横突，以及双侧骶髂关节处，交替完成腰椎前屈后伸运动即一个八拍。动作幅度由小渐大（注意：完成腰椎屈伸运动时双下肢保持伸直，上体保持直立）。见图3-4-2、图3-4-3、图3-4-4、图3-4-5、图3-4-6、图3-4-7。

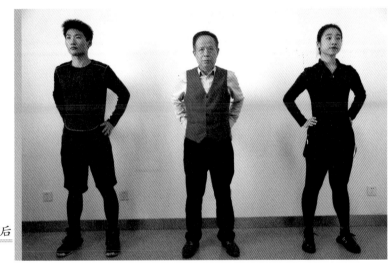

图 3-4-2 腰椎前后
小幅度屈伸势一

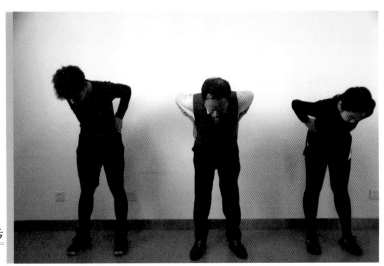

图 3-4-3 腰椎前后
小幅度屈伸势二

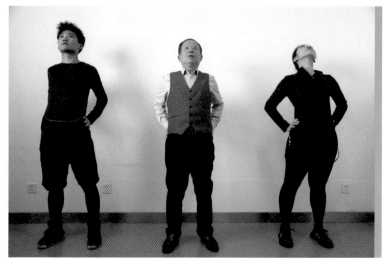

图 3-4-4　腰椎前后
小幅度屈伸势三

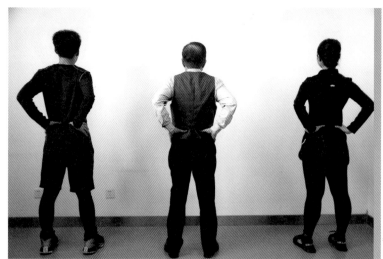

图 3-4-5　腰椎前后
小幅度屈伸势四

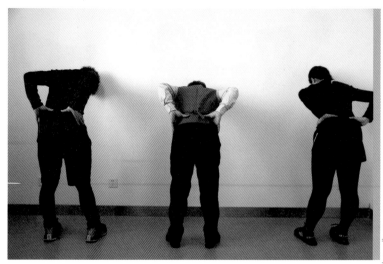

图 3-4-6　腰椎前后
小幅度屈伸势五

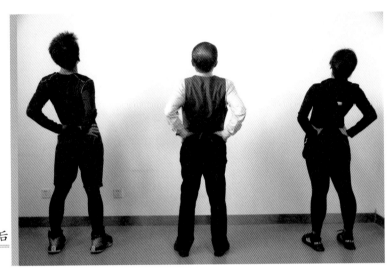

图 3-4-7　腰椎前后
小幅度屈伸势六

第三步　腰椎左右旋转势

双手叉腰，双手拇指依次抵按在两侧骶髂关节处，腰 5、4、3、2、1，以及胸 12、11 两侧横突，从左向右交替完成腰椎旋转运动即一个八拍；然后双手拇指依次抵按胸 11、12，腰 1、2、3、4、5 两侧横突，以及双侧骶髂关节处，从右向左交替完成腰椎前屈后伸运动即一个八拍。动作幅度由小渐大（注意：完成腰椎旋转运动时双脚不动）。见图 3-4-8、图 3-4-9、图 3-4-10、图 3-4-11、图 3-4-12、图 3-4-13、图 3-4-14、图 3-4-15、图 3-4-16、图 3-4-17。

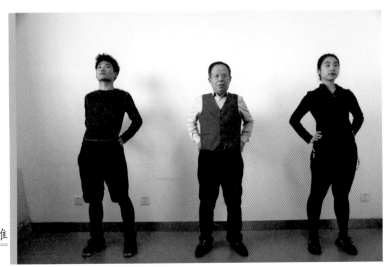

图 3-4-8　腰椎
左右旋转势一

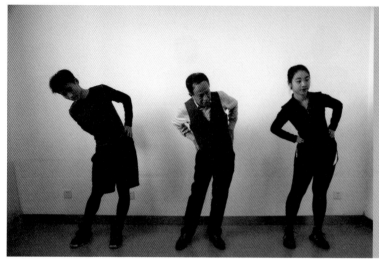

图 3-4-9　腰椎
左右旋转势二

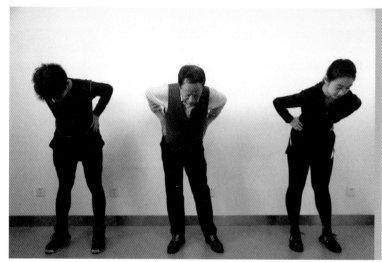

图 3-4-10　腰椎
左右旋转势三

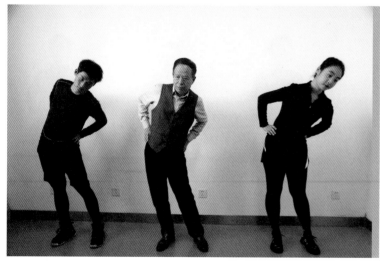

图 3-4-11　腰椎
左右旋转势四

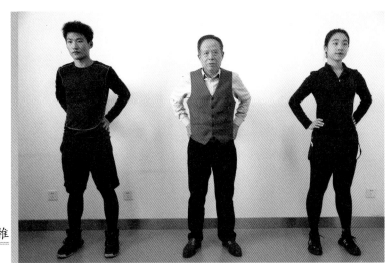

图 3-4-12 腰椎
左右旋转势五

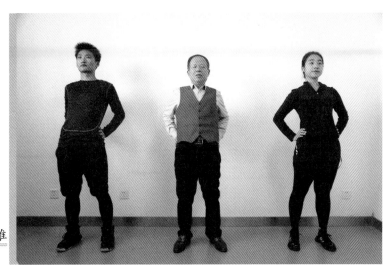

图 3-4-13 腰椎
左右旋转势六

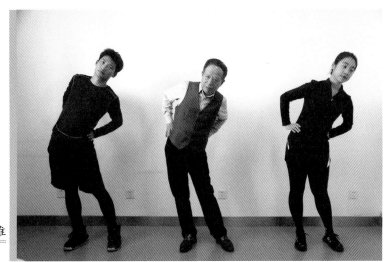

图 3-4-14 腰椎
左右旋转势七

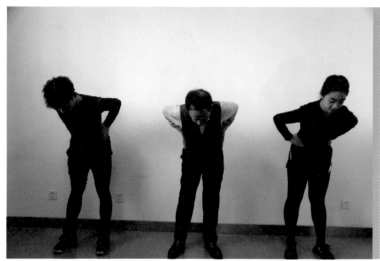

图 3-4-15　腰椎
左右旋转势八

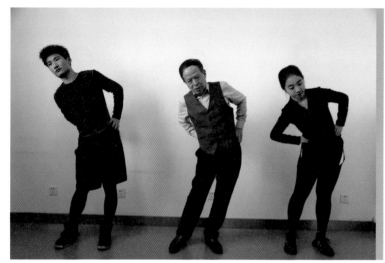

图 3-4-16　腰椎
左右旋转势九

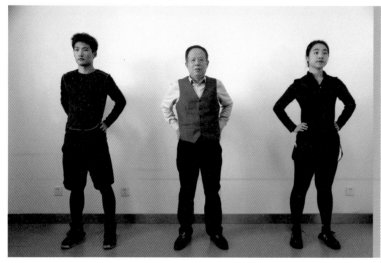

图 3-4-17　腰椎
左右旋转势十

第四步　腰椎前后大幅度屈伸势

两臂经面前上举（掌心向前），抬头，目视前上方，腰椎先完成后伸动作为一个节拍，然后腰椎前屈，双手置于脚前（掌心向内），有节奏地下压双手三次完成三个节拍动作，此为一组，共完成八个节拍；双手指尖触摸同侧脚尖，腰椎继续保持前屈状态，共完成八个节拍（注意：完成前屈动作时双下肢保持伸直状态）。见图 3-4-18、图 3-4-19、图 3-4-20。

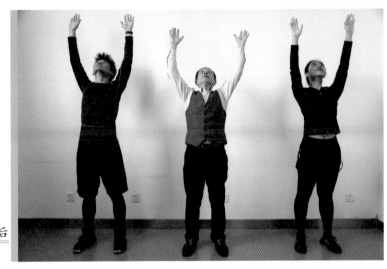

图 3-4-18　腰椎前后
大幅度屈伸势一

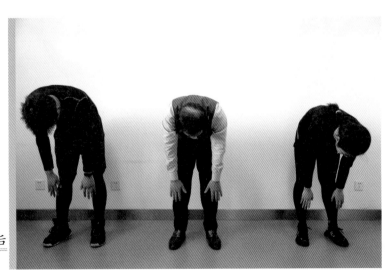

图 3-4-19　腰椎前后
大幅度屈伸势二

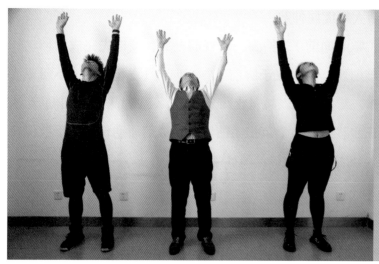

图 3-4-20 腰椎前后
大幅度屈伸势三

第五步　脚跟蹬地排病气势

　　两脚与肩同宽，抬头，目视前上方，两臂经面前徐徐上举至最大限度（掌心向下），且双脚脚跟离地，此过程配合慢慢吸气，接着双臂自然向后甩，双脚脚跟自然落地，此过程配合快速呼气，有节奏地完成两个八拍动作（注意：双脚跟落地时自然放松）。见图 3-4-21、图 3-4-22、图 3-4-23、图 3-4-24。

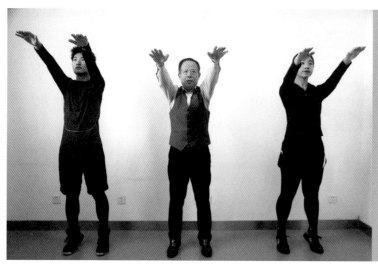

图 3-4-21　脚跟
蹬地排病气势一

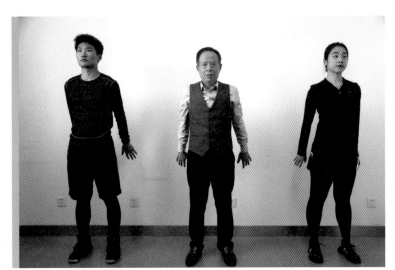

图 3-4-22 脚跟
蹬地排病气势二

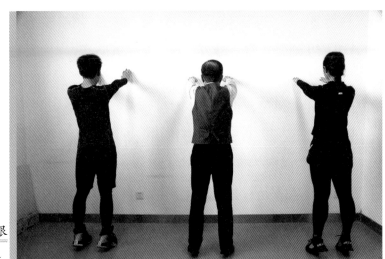

图 3-4-23 脚跟
蹬地排病气势三

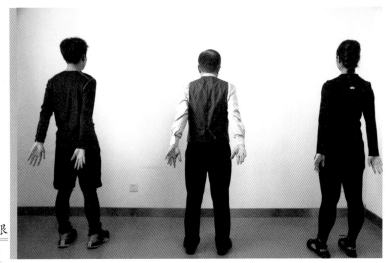

图 3-4-24 脚跟
蹬地排病气势四

附：通督正脊汤药

通督正脊一号方

【组成】

独活 12g 桑寄生 20g 秦艽 12g 防风 12g

细辛 3g   当归 15g   川芎 15g 生地黄 30g

白芍 20g   茯苓 30g   杜仲 15g 川牛膝 15g

【方歌】通督正脊一号方，独活寄生艽防辛，

     归芎地芍苓杜膝，冷风顽痹屈能伸。

【功效】祛风湿，止痹痛，益肝肾，补气血。

【主治】证属风寒湿邪侵袭疼痛、麻木较重的痹证初期。多见于室外或露天工作，风餐露宿，感受风寒湿邪者。

【出处】本方是在独活寄生汤的基础上，减肉桂、人参、甘草而成。独活寄生汤出自《备急千金要方》。其文曰："腰背痛者，皆是肾气虚弱，卧冷湿地当风得也，不时速治，喜流入脚膝，或为偏枯、冷痹，缓弱疼重，若有腰痛挛脚重痹急，宜服独活寄生汤。"

【方解】中医认为人与自然是一个有机整体，应遵循三因制宜原则，因北方气候干燥，故去温燥之品人参、肉桂。处方中独活为君药，辛味温燥，善祛下焦与筋骨间的风寒湿邪，兼有解表的作用，若是上焦的颈椎病、肩周炎病变可用羌活，或两者同时应用。臣以细辛、防风、秦艽，细辛入少阴肾经，长于搜剔阴经之风寒湿邪，又除经络留湿；防风祛一身之风而胜湿，治疗头痛、身痛、关节痛；秦艽性微寒，祛风湿，舒筋络而利关节，治疗各种风湿痹证，症见发热、关节红肿疼痛者，以及见有阴虚骨蒸痨热者比较适宜。君臣相伍，共祛风寒湿邪。本证因痹证日久而见肝肾两虚，气血不足，遂佐入桑寄生、杜

仲、川牛膝以补益肝肾而强壮筋骨，治疗腰膝酸痛无力等，且桑寄生兼可祛风湿，川牛膝尚能活血以通利肢节筋脉；茯苓利水渗湿；当归、川芎、生地黄、白芍养血和血。独活配伍细辛可搜刮筋骨中的风湿，达到止痛的作用；当归、川芎、川牛膝活血，寓"治风先治血，血行风自灭"之意。诸药合用，共奏补肝肾、祛风湿、益气血、活血止痛之功效。全方以祛风寒湿邪为主，辅以补肝肾、益气血之品，邪正兼顾，祛邪不伤正，扶正不留邪。

【加减】阳虚用附子温阳通络；偏气虚可加党参、黄芪；偏阳虚加人参、党参、桂枝，甘草调和诸药；疼痛严重者可加川乌、草乌，也可配合虫类药，如白花蛇、地龙、僵蚕、全蝎等；失眠多梦加炒酸枣仁、远志、合欢花、夜交藤；有椎管狭窄者可多用藤类或虫类药；兼有焦虑、抑郁者可用郁金、片姜黄、川楝子、延胡索；若有腹泻时可加少量威灵仙，或从 15g 起用，逐渐加量；下肢发凉、冷痛者可加吴茱萸 5g；若肿痛明显可加泽泻、萆薢、薏苡仁各 30g，或用活血破瘀的三棱、莪术各 10g，加强消肿止痛的作用。麻木重者，加黄芪 30g、木瓜 30g、鸡血藤 30g、虎杖 20g，以推动气血的运行；麻木明显者用黄芪桂枝五物汤（黄芪、桂枝、白芍、生姜、大枣），长期服用（1~2 月）效果明显。若无力明显，可用四虫、四藤、川断、狗脊；肾虚无力加骨碎补 15~30g、鹿角霜 15~30g，补骨脂温热明显，易引起内热，故临证时较少用；也可用祛风药，如寻骨风 20g、透骨草 15g。

【临床应用】颈椎椎间盘突出、颈椎椎管狭窄症、腰椎管狭窄症、腰椎间盘突出、肩周炎、坐骨神经痛、膝骨性关节炎等早期（炎症水肿期）。

通督正脊二号方

【组成】

秦艽 12g　　川芎 15g　　桃仁 12g　　红花 12g

羌活 12g　　当归 15g　　泽兰 15g　　甘草 6g

香附 10g　　川牛膝 15g　　地龙 15g　　延胡索 30g

【方歌】身痛逐瘀膝地龙，羌秦香附草归芎，桃红泽兰与延胡，祛瘀通络止痛方。

【功效】祛瘀通络，通痹止痛，活血行气。

【主治】气血痹阻经络所致的肩痛、臂痛、腰痛、腿痛或者周身疼痛，经久不愈者。证属痹证中期，气血阻滞，多由失治误治，或迁延日久，伤及气血而来，多见于久坐人群，少动多静，气血阻滞者。

【出处】通督正脊二号方为身痛逐瘀汤减去五灵脂、没药，加上泽兰、延胡索而成。身痛逐瘀汤出自清代王清任所著的《医林改错》。他提出气与血皆为人体生命的源泉，但同时也是致病因素。人体的损伤皆伤于气血，而非脏腑。气有虚实：实为邪实，虚为正虚；血有亏瘀，亏为失血，瘀为阻滞，他指出瘀血是由正气虚，推动无力造成的，血瘀证虚中夹实。故而他倡导"补气活血"和"逐瘀活血"两大法则，这就是著名的"瘀血说"。

【方解】身痛逐瘀汤从桃红四物汤演变而来，取其养血活血，所谓"治风先治血，血行风自灭"。去地黄、白芍者，以阴柔壅滞为虑也；五灵脂、没药入口气味较重，而全方又均为单纯活血药物，故去之。为增进功效，从气行则血行、活血利水出发而组方。以其标本兼顾，有制有节，亦法之善者也。当归、川芎、桃仁、红花活血化瘀；秦艽、羌活祛风湿，止痹痛，两者与地龙并用以通络宣痹；川牛膝益肝肾，引血下行；香附疏肝理气，调经止痛，气行则血行；泽兰活血利水，使瘀血速去；延胡索行气活血，与香附共用以加强活血功效；甘草调和诸药。故全方可达行气活血、祛瘀通络、益肾除风、通痹止痛之功。

【加减】关节红肿热痛，身体重浊，舌苔厚腻等湿热偏重者加苍术、黄柏以清热燥湿；病久气虚，症见面色㿠白、头晕耳鸣、心悸气短、倦怠乏力者加黄芪以扶正气；手足麻木，风湿痹者加鸡血藤活血止痛；若上肢肩背部关节疼痛，加姜黄通利关节以止痛；情志不畅者加郁金行气解郁。

【临床应用】颈椎病、肩周炎、腰椎病等各种疾病的疼痛中期，即在肿胀及炎症消除之后。

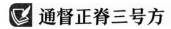 通督正脊三号方

【组成】

黄芪 30g　　赤芍 15g　　川芎 15g　　当归 15g

地龙 15g　　桃仁 12g　　红花 12g　　桂枝 6g

山楂 30g　　木瓜 15g　　僵蚕 10g　　桑枝 15g

【方歌】通督正脊三号方，补阳僵蚕赤芍芎，

归尾地龙桃红芪，山楂木瓜桂桑枝。

【功效】补气，活血，通络。

【主治】气虚血瘀证。中风后遗症，半身不遂，口眼㖞斜，语言謇涩，口角流涎，下肢痿软，肢体麻木、功能障碍，大便干燥，小便频数或遗尿不禁，苔白，脉缓。

【出处】通督正脊三号方为补阳还五汤加木瓜、僵蚕、桂枝、桑枝、山楂而成。补阳还五汤出自清代王清任的《医林改错》。

【方解】原方用以治疗气虚血瘀之中风后遗症，其中均为补气活血药物，黄芪补脾胃之气，气旺血行，当归、桃仁、红花、川芎、赤芍活血化瘀，地龙通络，引诸药周行全身；加上桂枝、桑枝，"以枝走肢"，主治痹证后期肢体麻木、功能障碍，黄芪、桂枝、赤芍三药为黄芪桂枝五物汤之加减变化，以增强治疗肢体麻木不仁等症状；木瓜舒筋活络，使经络畅通；久病多瘀，怪病多痰，僵蚕、山楂以化痰祛瘀。

【加减】腰膝酸痛加杜仲、川牛膝、续断以补益肝肾，阳虚加附子，肉桂、干姜，痰多加半夏、天竺黄以化痰，中焦虚寒加党参、白术、肉桂，下肢肿痛明显可用泽泻、茯苓、萆薢、薏苡仁等，瘀血阻络加三棱、莪术，肢体麻木加木瓜、鸡血藤、海风藤等。

【临床应用】颈椎病、腰椎病后期，痹证后期，肢体麻木、功能障碍，脑梗死，脑血栓形成，脑动脉硬化症，血管神经性头痛，证属气虚血瘀者。

通督正脊四号方

【组成】

黄芪 15g	桃仁 12g	红花 12g	川芎 15g
当归 15g	赤芍 15g	生地黄 20g	桔梗 10g
枳壳 10g	川牛膝 15g	柴胡 10g	苍术 10g

【方歌】血府当归生地桃，红花桔梗赤芍熬，

柴胡芎枳加牛膝，黄芪苍术共凑章。

【功效】活血祛瘀，行气止痛。

【主治】胸中血瘀，血行不畅，胸痛，头痛，眩晕，耳鸣日久不愈。或血不养心而心悸、怔忡，或血不养神而夜不得寐。或急躁易怒，或入暮潮热，舌有瘀斑，面目暗黑，脉涩或弦紧。或头颈肩痛证属气滞血瘀者。

【出处】本方为血府逐瘀汤加黄芪、苍术而成。血府逐瘀汤出自王清任《医林改错》。

【方解】方中桃仁、红花、川芎、当归均可活血化瘀止痛；再配以行气开胸之枳壳、桔梗、柴胡行气开胸；川牛膝活血化瘀，通利血脉，又引瘀血下行；桔梗理气宽胸、载药上行；再加上苍术运脾、调理中焦，又祛风湿、止痹痛；黄芪补气行血，气旺血行，祛瘀力甚，全方总为气血同调以治疗血瘀。

【加减】若血瘀经闭、痛经，减去桔梗，加香附、益母草、泽兰以加强活血调经止痛的作用；若胁下痞块形成，加郁金、丹参、水蛭等以加强祛瘀消痞化积的作用；失眠、噩梦较多者，加炒酸枣仁、茯神以加强养心安神定志的作用；若兼有气虚，加人参、党参、太子参以扶助正气；若兼有阳虚，减柴胡，加熟附子、桂枝以加强温阳作用；乳房胀痛加香附和郁金以疏肝解郁；下腹部坠胀加乌药、川楝子以温补肝肾；腹痛明显加延胡索、木香以理气止痛；湿热下注加蒲公英和败酱草以清利湿热。

【临床应用】颈肩痛引起的眩晕、头痛、耳鸣，颈胸综合征，颈胃综合征，偏头疼，脑卒中偏瘫，不稳定型心绞痛，结核性胸膜炎，妇科中用于治疗痛

经、慢性盆腔炎、子宫内膜异位症，还可以治疗不安腿综合征、嗳气综合征、神经性尿频、神经性尿频、幽闭恐惧症、更年期综合征、焦虑症、抑郁症、带状疱疹后遗症等证属于气滞血瘀型。

通督正脊五号方

【组成】

黄芪 15g	党参 10g	升麻 10g	葛根 30g
蔓荆子 15g	白芍 15g	黄柏 10g	川芎 15g
磁石 30g	地龙 15g	僵蚕 10g	丹参 30g

【方歌】益气聪明汤蔓荆，升葛参芪黄柏芎，

磁石地龙芍甘草，僵蚕丹参服之效。

【功效】益气升阳，清热通络。

【主治】中气不足，气血亏虚，清阳不升所致之头痛眩晕，或内障初起，视物不清，或耳鸣耳聋，视物模糊，失眠等。

【出处】本方为益气聪明汤加川芎、磁石、地龙、僵蚕、丹参而成。益气聪明汤出自《东垣试效方》。原方由黄芪半两、甘草半两、人参半两、升麻三钱、葛根三钱、蔓荆子一钱半、芍药一钱、黄柏一钱（酒制，锉，炒黄）组成。原书论此方可以："治饮食不节，劳役形体，脾胃不足，得内障耳鸣或多年目昏暗，视物不能。令目广大，久服无内外障、耳鸣耳聋之患。又令精神过倍，元气自益，身轻体健，耳目聪明。"本方小剂量久服可以使耳聪目明，故以益气聪明汤为方名。

李东垣为金元时期有名的易水学派医家，在遣药组方时十分重视《黄帝内经》的基础理论，例如在《脾胃论·脾胃虚实传变论篇》中引用《黄帝内经》云："头痛耳鸣，九窍不利，肠胃之所生也。"故而头痛、耳鸣、九窍不通利，虽然各属五脏病，但归根结底是肠胃所生的病，所以在治疗上应重视调理中焦脾胃的功能，故益气聪明汤组方时便以黄芪、人参、甘草等药建立中焦。明代医家王肯堂在《证治准绳》中载原方为黄芪、人参（各）一钱两分半，葛

根三钱，蔓荆子一钱半，白芍、黄柏（各）一钱，炙甘草半钱，仍用以治内障目昏、耳鸣、耳聋，两方虽大体相同，但在方药组成方面，去掉升麻，升提阳明清阳之力减弱；在剂量方面，黄芪、人参之量大减，培中焦之力较东垣原方亦弱。清代费伯雄著《医方论》言："此方重脾胃而兼治肝肾，立意最精。"益气聪明汤既然为五官九窍之病所设，善于疗耳目诸疾，肾开窍于耳，肝开窍于目，故而在组方上离不开肝肾同治。

现代医家金寿山先生按"内伤脾胃，百病由生"及《灵枢经·口问》中"上气不足，脑为之不满，耳为之苦鸣，头为之苦倾，目为之眩"之理论，认为上气不足是与中气不足、下气不足相对而言的气虚的一种表现，上气不足多由于中气不足、清气不升所致，临床上对于上气不足之头痛、耳鸣、眩晕等症常以益气聪明汤加减取效。

【方解】方中党参、黄芪甘温，补脾胃中气；升麻、葛根、蔓荆子清扬升发，入阳明，鼓舞胃气，上行头目。一补一升，使气有所生，气得上达，中气足，清阳上升，九窍通利，耳聪目明；白芍主入肝经，敛阴和血；黄柏主入肾经，补肾生水，二者可滋肾平肝；加上磁石可重镇降逆，聪耳明目；川芎、丹参入肝经活血；地龙、僵蚕活血通络。诸药共奏上气升阳、清热通络之效。

【加减】此方加减主要体现在通窍、调胃、养血、填精四个方面。本方原义是通过补气而达到五官九窍通利，而临床实际中往往非单纯通过补气可以实现，常加入川芎、细辛以增强通窍之力。本方以补气为主，虽可以加入炒白术以运脾，而对于脾胃素虚者，往往力量不及，故临床多合入枳术丸、六君子汤，或加入砂仁、干姜等；本方虽有白芍敛肝、黄柏坚肾，然其养肝血、填肾精之力不及，故临床需要时常加入当归养血、肉苁蓉填精，或根据病情需要合入大补阴丸以填精。

【临床应用】椎动脉型颈椎病、突发性耳聋、气血不足型眩晕、脑动脉供血不足，眼科疾病如视网膜色素变性、复发性中心性浆液性脉络膜视网膜病、高血压性眩晕，五官科疾病，消化系统疾病如溃疡性结肠炎，神经系统疾病如阿尔茨海默病、梅尼埃病，心脑血管病等属于中气不足者。

通督正脊六号方

【组成】

龙胆草 10g　　黄芩 12g　　栀子 10g　　泽泻 15g

茯苓 15g　　车前子 15g　　当归 15g　　生地黄 20g

柴胡 10g　　绵萆薢 15g　　党参 10g　　白术 15g

【方歌】通督六号龙胆草，芩术党参与栀芩，

　　　　萆薢车柴泽泻从，当归生地益阴血。

【功效】泻肝胆实火，清下焦湿热。

【主治】本方主治肝胆实火上扰，症见头痛目赤，胁痛口苦，耳鸣，耳肿，舌红苔黄，脉弦数有力；或肝胆湿热下注，症见阴肿，阴痒，阴汗，小便混浊，妇女带下黄臭，舌红苔黄腻，脉弦数有力。

【出处】本方由龙胆泻肝汤减去木通，加绵萆薢、茯苓、党参、白术而成。龙胆泻肝汤出自《医方集解》。龙胆泻厥阴之热，柴胡平少阳之热，黄芩、栀子清肺与三焦之热以佐之，泽泻泻肾经之湿，木通、车前子泻小肠、膀胱之湿以佐之，然皆苦寒下泻之药，故用归、地以养血而补肝，为臣使也。

【方解】方中龙胆草大苦大寒，既能清利肝胆实火，又能清利肝经湿热，故为君药。黄芩、栀子苦寒泻火，燥湿清热，共为臣药。泽泻、车前子、绵萆薢渗湿泄热，导热下行。实火所伤，损伤阴血，当归、生地黄养血滋阴，邪去而不伤阴血。加党参、茯苓、白术健脾，一则脾喜燥恶湿，加之可健脾祛湿，湿去热自除；二则全方清利药物多，加之以固护中焦脾胃，防苦寒、渗利伤中。柴胡舒畅肝经之气，引诸药归肝经。

【加减】头晕、头痛加菊花、夏枯草，上肢不遂加姜黄、桑枝、鸡血藤，后背强直加葛根、桂枝、威灵仙，耳鸣加磁石。

【临床应用】主要应用于湿热郁结型颈椎病、顽固性头痛、高血压病，以及眼部、耳部、肝胆系、泌尿系统等属于肝胆火盛或下焦湿热者。

通督正脊七号方

【组成】

天麻 15g   钩藤 15g   石决明 30g   栀子 10g

黄芩 12g   川牛膝 15g   杜仲 15g   益母草 15g

桑寄生 15g   夜交藤 30g   茯神 30g   赤芍 15g

【方歌】天麻钩藤石决明，栀芩牛杜赤寄生，

夜藤茯神益母草，主治眩晕与耳鸣。

【功效】平肝息风，清热活血，补益肝肾。

【主治】肝阳上亢，肝风上扰证。症见头痛，头晕，耳鸣，失眠，面红赤，口苦，舌红苔黄，脉弦或数。

【出处】本方由天麻钩藤饮加赤芍而来，天麻钩藤饮出自《中医内科杂病证治新义》。

【方解】本方证属本虚标实而以标实为主，治以平肝息风为主，佐以清热安神、补益肝肾之法。方中天麻、钩藤平肝息风，为君药；石决明咸寒质重，功能平肝潜阳，并能除热明目，与君药合用，以加强平肝息风之力；川牛膝引血下行，并能活血利水，共为臣药；杜仲、桑寄生补益肝肾以治本；栀子、黄芩清肝降火，以折其亢阳；益母草合川牛膝活血利水，以利于平降肝阳；夜交藤、茯神宁心安神，均为佐药；赤芍性酸敛阴柔，具有养阴、行瘀止痛、凉血消肿的作用。通过增加药量、药味，通督正脊七号方整体可以起到平肝息风、清热活血、化瘀通络的作用。

【加减】眩晕头痛剧者，可酌加羚羊角、龙骨、牡蛎等，以增强平肝潜阳息风之力；肝火盛，口苦面赤，心烦易怒，加龙胆草、夏枯草，以加强清肝泻火之功；脉弦而细者，宜加生地黄、枸杞子、何首乌以滋补肝肾。

【临床应用】肝阳上亢、肝肾不足证型颈椎病，高血压病，急性脑血管病，内耳性眩晕及更年期综合征。

通督正脊八号方

【组成】

牡丹皮 12g	栀子 10g	柴胡 12g	当归 20g
白芍 15g	茯苓 15g	白术 30g	薄荷 9g（后下）
川楝子 10g	延胡索 20g	郁金 12g	片姜黄 15g

【方歌】通督八号用丹栀，延胡当归与白芍，

郁金姜黄与川楝，柴苓白术加薄荷。

【功效】疏肝泄热，养血理脾。

【主治】肝郁化火，血虚脾弱而出现烦躁易怒，头痛目涩，颊赤口干，自汗盗汗；或月经不调，少腹作痛；或小腹胀坠，小便涩痛；或头痛，耳鸣，失眠者。多见于更年期妇女，或者平素性情急躁者。

【出处】通督正脊八号方由丹栀逍遥散合金铃子散加郁金、片姜黄化裁而成，临床疗效显著。丹栀逍遥散出自《太平惠民和剂局方》，这部书是我国第一部由官方政府组织编定的医学书籍。金铃子散出自《素问病机气宜保命集》。

【方解】方中当归为君药，味苦、辛、甘，性温，补血而活血，苦能泻肝，可透发肝中的郁火，辛以疏理肝中的血滞；甘味既能缓肝之急，也能缓脾之急，芳香透发，疏理肝气；白芍酸苦微寒，当归配伍白芍，一散一收，能调理肝气；白芍本身可以养血滋阴，在肝血虚燥时可以柔肝止痛，当肝不能条达疏泄，郁而不疏，或肝阴不足，木燥生风生火时，白芍就可以柔肝，主要是滋阴养血，还可滋脾阴；肝木过旺，必克于土，以白术和茯苓为臣药，健脾利水，实土以御木侮，且又可使气血化生有源，但要注意白术和茯苓的用量比例：茯苓不但利湿，还能够补益心脾之气，虽然是淡渗之品，但先升而后降，所以在两者用量相平时，侧重于健脾气、助运化；如果茯苓大于白术，就侧重于利水健脾，专门用于脾虚而运化功能不足，生血不足而致藏血更加不足者。佐药有三个，一是柴胡，用柴胡才能疏肝而不伤阴，这是由于气血两虚，气不足而肝气又郁而生热，即所谓"气有余便是火"。少量薄荷入肝经，可以散肝热，方中着重

加强茯苓、白术的量，同补脾胃。加用牡丹皮凉血散血，栀子清三焦之火；除化热之外，气滞日久必兼血瘀，片姜黄味辛、苦，性温，善破肝、脾二经的血郁气结，功能活血化瘀、行气止痛，多用于治疗风湿痹痛表现在上肢及肩关节者，郁金、片姜黄均能破血散瘀，但郁金苦寒入心，偏于活血，片姜黄辛温入肝脾，兼理血中之气。且川楝子、延胡索为金铃子散，可进一步加强疏肝泄热作用。

【加减】心悸、失眠加石菖蒲、远志、生龙骨以镇静安神，小腹坠胀加厚朴、陈皮、木香、黄连以下气除胀，耳鸣加磁石、补骨脂以聪耳明目，眩晕加天麻、半夏、白术以祛痰定眩，五心烦热加栀子、淡豆豉以清利心火，情志不畅加郁金、柴胡以疏肝解郁等。

【临床应用】治疗颈椎病所致之心悸心慌、失眠多梦、颈源性焦虑及抑郁、类冠心病疗效确切；还可加减治疗慢性肝炎、肝硬化、胆石症、胃及十二指肠球部溃疡、慢性胃炎、胃肠神经官能症、经前期紧张症、乳腺小叶增生、更年期综合征、盆腔炎、子宫肌瘤等属于肝郁血虚脾弱者。

通督正脊外用汤

【组成】

骨碎补 15g	佩兰 12g	威灵仙 30g	伸筋草 15g
苏木 30g	葛根 30g	绵萆薢 30g	延胡索 30g
独活 30g	川芎 15g	赤芍 15g	泽兰 15g
黄芪 30g	鸡血藤 30g	甘草 10g	

【方歌】通督外用骨芎芍，苏葛佩泽兰芪藤，
灵仙独活透筋骨，延胡萆薢甘草从。

具体方法：

（1）先缝制一个约 20cm×30cm 的布袋，将中药装入布袋内，封口。

（2）将药袋放入冷水中浸泡约 30 分钟，直到药物完全浸透。

（3）将浸透后的药袋取出，放入蒸笼中，并在药袋上撒两勺醋，加热

30 分钟。

（4）待药袋温度合适，将其敷在病变处，并在药袋上覆盖一层塑料薄膜以延缓热量散失。热敷 30 分钟后，将药包取下。

注意事项：①热敷过程中，小心烫伤。②每日两次，每个药包可使用两天。

【功效】舒筋通络，补气活血，通痹止痛。

【主治】气虚血瘀型颈肩腰腿疼痛的疾病。

【方解】方中骨碎补补肾活血，治疗肾虚腰痛、耳鸣耳聋、筋骨损伤；佩兰化湿解暑；威灵仙祛风湿、通经络、止痹痛；苏木活血通经、祛瘀止痛，治疗血滞经闭、瘀阻疼痛；葛根清风寒；萆薢利湿浊、祛风湿，治疗小便混浊、腰腿疼痛；伸筋草祛风除湿、舒筋活络，治疗关节酸痛、皮肤不仁；透骨草祛风除湿、活血止痛，治疗风湿痹痛、屈伸不利；鸡血藤行气活血、舒筋活络，治疗痛经、手足麻木、肢体瘫痪；甘草调和药性。诸药配伍，共奏舒筋通络、补气活血、通痹止痛之功。

【临床应用】颈椎病、肩周炎、腰椎间盘突出症、腰椎管狭窄症、膝骨性关节炎，以及各种软组织损伤等。

图书在版编目（CIP）数据

通督正脊推拿图谱 / 杨飞主编 . — 太原：山西科
学技术出版社 , 2024. 11. -- ISBN 978-7-5377-6432-2

Ⅰ . R274.915-64

中国国家版本馆 CIP 数据核字第 20247AA456 号

通督正脊推拿图谱
TONGDUZHENGJI TUINA TUPU

出 版 人	阎文凯
主　　编	杨　飞
策 划 编 辑	宋　伟
责 任 编 辑	文世虹
封 面 设 计	杨宇光

出 版 发 行	山西出版传媒集团·山西科学技术出版社
	地址：太原市建设南路 21 号　邮编：030012
编辑部电话	0351-4922078
发行部电话	0351-4922121
经　　销	各地新华书店
印　　刷	山西基因包装印刷科技股份有限公司

开　　本	787mm×1092mm　1/16
印　　张	8.75
字　　数	133 千字
版　　次	2024 年 11 月　第 1 版
印　　次	2024 年 11 月　山西第 1 次印刷
书　　号	ISBN 978-7-5377-6432-2
定　　价	72.00 元